Hamann/Schwab   Schwerhörigkeit

W0196779

Professor Dr. med. Karl-Friedrich Hamann
Professor Dr. med. Werner Schwab

Schwerhörigkeit

Störung der zwischenmenschlichen
Kommunikation
Ursachen, Diagnose und Behandlung
Hörverbessernde Operationen und
Hörgeräteversorgung

≡ TRIAS THIEME HIPPOKRATES ENKE

Anschrift der Autoren:
Prof. Dr. med.
Karl-Friedrich Hamann
Leitender Oberarzt
Prof. Dr. med. Werner Schwab
Direktor der HNO-Klinik und
Poliklinik der Technischen
Universität München
Klinikum rechts der Isar
Ismaninger Straße 22
D-8000 München 80

Umschlaggestaltung und
Konzeption der Typographie:
B. und H. P. Willberg, Eppstein/Ts.

Umschlagzeichnung und
Textzeichnungen:
Friedrich Hartmann, Stuttgart

*Die Deutsche Bibliothek –
CIP-Einheitsaufnahme*

Hamann, Karl-Friedrich:
Schwerhörigkeit: Störung der zwischenmenschlichen Kommunikation;
Ursachen, Diagnose und Behandlung
; hörverbessernde Operationen und
Hörgeräteversorgung/Karl-Friedrich Hamann; Werner Schwab. –
Stuttgart: TRIAS Thieme Hippokrates Enke, 1991
NE: Schwab, Werner:

© 1991 Georg Thieme Verlag
Rüdigerstraße 14,
D-7000 Stuttgart 30.
Printed in Germany
Satz: Gulde-Druck GmbH, Tübingen
(Linotype System 4 [300 LTC])
Druck: Gutmann, Heilbronn

ISBN 3-89373-170-9   1 2 3 4 5 6

Zu diesem Buch

Hören ist die für den Menschen wichtigste Sinnesfunktion!

Wird ein Unbefangener gefragt, welches das wichtigste menschliche Sinnesorgan ist, wird er wohl eher das Auge nennen als das Ohr. Erst bei tieferem Nachdenken wird erkennbar, daß die Verständigung zwischen den Menschen fast ausschließlich über Sprache abläuft, deren Verständnis an das Hören gebunden ist. Daher ist auch die psychische Situation für den Gehörlosen zunächst einmal schlechter als für den Blinden. Erst die Möglichkeit der Gebärdensprache für die Verständigung untereinander und das Ablesen der Sprache von den Lippen lassen ihn wieder in die Kommunikation mit anderen Menschen eintreten.

Wie stark die seelischen Probleme den Gehörlosen belasten, wird dadurch deutlich, daß bei ihm krankhafte seelische Reaktionen häufiger vorkommen als bei Blinden.

Nur selten macht man sich bewußt, daß die geistige und seelische Entwicklung entscheidend vom Hören, vor allem vom Verstehen der Sprache, abhängt. Gerade der frühkindliche Lernprozeß hängt doch von Anleitungen und Ermahnungen ab, die ja noch nicht über Schrift vermittelt werden können. Fälschlicherweise verbindet der Volksmund Schwerhörigkeit oder gar Gehörlosigkeit mit einer mangelhaften Intelligenz oder Dummheit. Dies spiegelt sich in dem Wort »doof« wider, das im Niederdeutschen schwerhörig oder taub bedeutet, wie es auch noch im englischen Wort »deaf« (taub) erkennbar wird. Dieses Gleichsetzen von Schwerhörigkeit mit Dummheit ist jedoch unsinnig. Betrachtet man einmal die Erfolge von Absolventen einer Gehörlosenschule, so muß man eher zu einem umgekehrten Urteil kommen. Die Lernleistungen dieser Schüler, denen ja nicht die Sprache als Weg des Verstehens und Lernens zur Verfügung steht, sind erstaunlich.

Die Bedeutung des Hörorgans für den Menschen wird auch daran deutlich, daß dieses Sinnesorgan immer aktiv ist. Während wir den Sehvorgang durch einfaches Schließen der Augen sofort unterbrechen können, läßt sich das Hören nicht abschalten. Dies ist sehr sinnvoll, da in allen Lebenssituationen, sogar im Schlaf, wichtige akustische Informationen aufgenommen werden können. Dem Hörorgan ist es möglich, Signale aus jeder Richtung aufzufangen, was das Auge nicht kann, da es immer nur ein begrenztes Sehfeld besitzt.

Nicht zuletzt muß die hohe Empfindlichkeit des Hörorgans erwähnt werden. Schon minimale Abweichungen der Tonhöhe und dies noch bei zusammengesetzten akustischen Reizen wie Klängen und Geräuschen, werden erkannt und belegen den hohen Wert des Hörorgans für die Signalerkennung im menschlichen Leben. Die Vielzahl der menschlichen Sprachen mit allen ihren Unterschieden und die Möglichkeit, sich dennoch in jeder Sprache gut zu verständigen, mögen als Beweise für diese Feststellung gelten.

Die Bedeutung des Hörens als zentraler Sinnesvorgang tritt erst recht hervor, wenn krankhafte Veränderungen in den für das Hören notwendigen Strukturen vorliegen. Der Schwerhörige, noch stärker natürlich der Gehörlose, ist in vielen Leistungen des täglichen Lebens gehandikapt, so daß deren Behandlung zu den vornehmsten ärztlichen Aufgaben gehört.

Die Tragweite des Problems »Schwerhörigkeit« soll durch einige Zahlen beleuchtet werden. So sind in der Bundesrepublik Deutschland über 11 Millionen Menschen schwerhörig, aber nur 2 Millionen sind sich dieses Leidens bewußt. Von dieser Gruppe wiederum sind 65% Träger eines Hörgerätes. Dies sind alarmierende Zahlen, betreffen sie doch Störungen des menschlichen Kommunikationssystems, die im wahrsten Sinne des Wortes zu vielen Mißverständnissen führen können. Bestürzend ist auch die hohe Zahl der Schwerhörigkeiten, die nicht oder noch nicht einer ärztlichen Diagnose und Behandlung zugeführt worden sind. Denn gerade auf dem Gebiet der Schwerhörigkeiten gibt es nur wenige Formen, die überhaupt keiner Behandlung zugänglich sind.

Viele Menschen sind nicht bereit, sich eine Schwerhörigkeit einzugestehen, weil sie dies fälschlicherweise als Alterserscheinung ansehen, die man lieber verdrängt. Dabei spielen weniger der Faktor des Alters die entscheidende Rolle als vielmehr Einflüsse der Zivilisation wie Rauchen, Lärm oder Stoffwechselkrankheiten.

Einige Beispiele mögen die Problematik des Schwerhörigen und die Notwendigkeit der Behandlung verdeutlichen.

Beispiel:
Ein 48 Jahre alter Kassierer einer großen Bankfiliale bemerkt, aus einem 3wöchigen Urlaub zurückgekehrt, am Morgen seines ersten Arbeitstages nach dem Urlaub, daß er auf dem rechten Ohr nichts mehr hört.

Er sucht daraufhin sofort einen HNO-Arzt auf, der nach einer genauen Untersuchung einschließlich Hörprüfungen die Diagnose eines »Hörsturzes« stellt. Der Arzt veranlaßt die sofortige Einweisung in die Klinik.

Unter der in dieser Klinik durchgeführten 14tägigen Behandlung mit Spritzen und Infusionen bessert sich das Gehör langsam wieder, so daß der Patient nach 2 Wochen mit normalem Hörvermögen beidseits wieder entlassen werden kann. Ausführliche Untersuchungen während der stationären Behandlung zeigen, daß bei diesem Patienten Störungen des Fettstoffwechsels vorliegen. Diätetische Ratschläge und Hinweise auf eine ausgeglichene Lebensführung sollen ihn davor bewahren, einen Rückfall zu erleben.

Beispiel:
Die Eltern eines 4 Monate alten Säuglings, ihres dritten Kindes, haben den Eindruck gewonnen, daß ihr Kind nicht richtig auf Schallreize reagiert. Sie suchen einen HNO-Arzt auf, der nach gründlichen und sehr aufwendigen Untersuchungen den Eltern leider eröffnen muß, daß ihr Kind praktisch gehörlos ist. Die rechtzeitige Versorgung mit Hörhilfen und die Betreuung über eine pädoaudiologische Beratungsstelle gliedern das Kind in einen Versorgungsprozeß ein, der vom Gehörlosenkindergarten bis zum erfolgreichen Schulabschluß reicht und schließlich eine sinnvolle Berufsausübung ermöglicht.

Beispiel:
Einer 28jährigen Frau fällt auf, daß sie während der Schwangerschaft immer schlechter hört. Nach der Entbindung sucht sie einen HNO-Arzt auf, der nach ärztlichem Gespräch, Inspektion der Ohren und

ausführlichen Hörprüfungen den Verdacht auf das Vorliegen einer beidseitigen Otosklerose äußert. Er rät der jungen Frau zu einer Operation, bei der die vermutete Diagnose gesichert wird.

Da es sich um ein Frühstadium der Erkrankung handelt, kann durch Operationen beider Ohren ein normales Hörvermögen wiederhergestellt werden.

Beispiel:
Ein 58jähriger kaufmännischer Angestellter stellt fest, daß bei seinen Dienstgeschäften immer häufiger Mißverständnisse auftreten. Besonders telefonische Absprachen werden oft nicht richtig eingehalten. Auch zu Hause macht sich seine Familie bereits über falsch verstandene Äußerungen lustig. Auf Drängen seiner Ehefrau sucht er schließlich einen HNO-Arzt auf, der die Diagnose einer sogenannten Altersschwerhörigkeit stellt. Da hier weder Medikamente noch eine Operation zur Behandlung in Frage kommen, empfiehlt er dem Patienten die Versorgung mit Hörgeräten. Nach erfolgreicher Anpassung von 2 kleinen Hörgeräten in den äußeren Gehörgang durch einen Hörgeräte-Akustiker ist er wieder in die Lage versetzt, sowohl am beruflichen wie am familiären Leben ohne Probleme teilnehmen zu können.

Beispiel:
Bei einem 35jährigen Arbeiter eines Lärmbetriebes, in dem er schon seit 16 Jahren tätig ist, wird bei einer Routineuntersuchung durch einen Siebtest eine Schwerhörigkeit festgestellt. Da der dringende Verdacht einer Berufskrankheit im Sinne einer Lärmschwerhörigkeit besteht, erfolgt eine Begutachtung durch einen HNO-Arzt. Tatsächlich läßt sich eine, glücklicherweise erst beginnende, Lärmschwerhörigkeit feststellen. Bei näherem Befragen gibt der Arbeiter zu, daß er den ihm angeratenen Lärmschutz nur selten am Arbeitsplatz benutzt. Durch die eindringliche Aufklärung durch den HNO-Arzt, daß eine Lärmschwerhörigkeit ursächlich nicht behandelt werden kann, dagegen aber durch Lärmschutzmaßnahmen sehr gut verhütet werden kann, ist es möglich, bei diesem Arbeiter einer Verschlimmerung seiner Schwerhörigkeit zuvorzukommen.

Beispiel:

Ein 4jähriges Kind, das sich allgemein gut entwickelt hat, spricht noch so undeutlich und verwaschen, daß es im Kindergarten bereits gehänselt wird. Die Eltern müssen mit dem Kind sehr laut sprechen, da es sonst oft nachfragt. Eine ohrenärztliche Untersuchung bringt schließlich die Ursache an den Tag. Aufgrund vergrößerter Rachenmandeln (»Polypen«) ist es im Mittelohr zu einer Ergußbildung gekommen, die eine Schwerhörigkeit zur Folge hatte. Durch einen kleinen Schnitt am Trommelfell wurde der Erguß abgesaugt, die Rachenmandeln während derselben Operation entfernt, so daß in kürzester Zeit ein normales Hörvermögen erreicht wurde.

Diese wenigen, aber sehr typischen Beispiele zeigen, welche unterschiedlichen Krankheitsbilder sich hinter dem Beschwerdebild »Schwerhörigkeit« verbergen und zu mannigfachen Problemen führen können. Das frühzeitige Erkennen der Schwerhörigkeit, eine richtige Diagnose und die Wahl der geeigneten Behandlungsmethode ermöglichen in vielen Fällen, die Schwerhörigkeit erfolgreich zu behandeln. Selbst wenn nicht immer ein normales Hörvermögen wiederhergestellt werden kann, läßt es sich doch meist soweit verbessern, daß eine ausreichende Verständigung in der menschlichen Umgebung möglich ist.

Die nun folgenden Beschreibungen des Hörvorganges und der verschiedenen Untersuchungsmethoden erfordern zum Verständnis eine gründlichere Beschäftigung mit den physikalischen Grundlagen. Die Autoren versuchen, diese komplizierten Vorgänge anschaulich und verständlich darzustellen.

Das Hören – eine Funktionsbeschreibung

Hören dient der Aufnahme von Informationen, die durch Schallwellen bestimmter Schwingungszahlen gebildet werden. Schallwellen sind Materiewellen, die sich in bestimmten Stoffen fortpflanzen können, jedoch nicht (anders als Lichtwellen) im luftleeren Raum.

Für das menschliche Hörorgan sind jedoch nicht alle Schallwellen hörbar, sondern nur diejenigen mit Schwingungszahlen von 16 Schwingungen pro Sekunde (= 16 Hertz = Hz) bis zu 20 000 Schwingungen pro Sekunde (= 20 000 Hertz = Hz) (Abb. 1). Eine weitere Voraussetzung ist eine bestimmte Schallenergie, genauer, ein bestimmter Mindestschalldruck. Schalldruckpegel werden in der Einheit Dezibel (dB) angegeben. Die Skalierung ist so gewählt, daß bei 0 Dezibel gerade ein Höreindruck zustande kommt (= Hörschwelle).

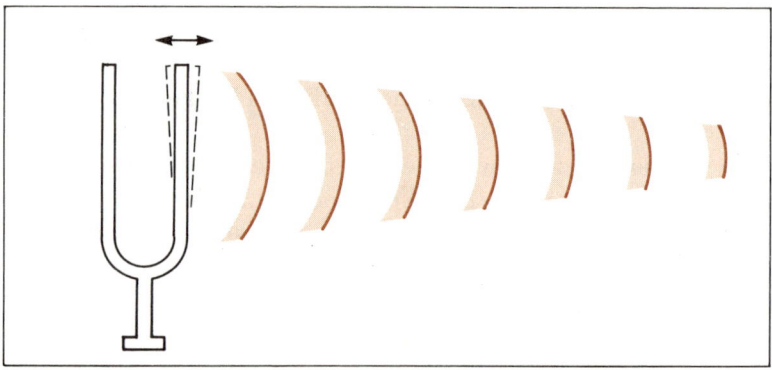

Abb. 1   Schallwellenausbreitung am Beispiel einer Stimmgabel

Reine Töne sind durch eine einzige Schwingungszahl definiert. Tatsächlich kommen im natürlichen Leben keine reinen Töne vor, können aber mit Hilfe sogenannter elektroakustischer Geräte erzeugt werden und spielen bei den Hörprüfungen zur Diagnostik von Hörstörungen eine wichtige Rolle (vgl. Kapitel »Untersuchungen beim Arzt«, S. 29). Liegen Töne in einem harmonischen Verhältnis zueinander vor, spricht man von Klängen. Die am häufigsten im täglichen Leben vorkommenden Schallereignisse sind jedoch Geräusche, d. h. Gemische aus Schallwellen mit unterschiedlichen Schwingungszahlen. Gerade die unterschiedliche, aber charakteristische Zusammensetzung von Geräuschen besitzt für den Menschen und andere höhere Lebewesen einen Signalwert. Für den Menschen ist dabei die Verständigung über Sprache von größter Bedeutung.

Beim Hörorgan handelt es sich also um ein hochspezialisiertes Sinnesorgan zur Aufnahme von Schallwellen aus einem bestimmten Schwingungsbereich, das akustische Informationen zur Verarbeitung in das Gehirn weiterleitet.

Der Hörvorgang umfaßt verschiedene Schritte (Tab. 1):

Tab. 1   Teilfunktionen des Hörvorgangs und ihre Lokalisation

Hören	
Schallantransport	Äußeres Ohr
Schallverstärkung	Trommelfell und Mittelohr
Schallumwandlung	Innenohr (Haarzellen)
Informationsweiterleitung	Hörnerv
Informationsverarbeitung	Hörzentren im Gehirn

Schallantransport
Der Schallantransport erfolgt über das äußere Ohr, also die Ohrmuschel und den äußeren Gehörgang.

Damit die von einer Schallquelle ausgesandten Reize das dafür zuständige Sinnesorgan erreichen, besitzt der Mensch wie auch viele Tiere einen besonderen Zuleitungsapparat. Er besteht aus der Ohrmuschel und dem äußeren Gehörgang (Abb. 2). Diese anatomischen Strukturen erfüllen die Funktion eines Trichters mit einer Bündelung und Konzentration der Schallwellen auf das Trommelfell. Bei manchen Tie-

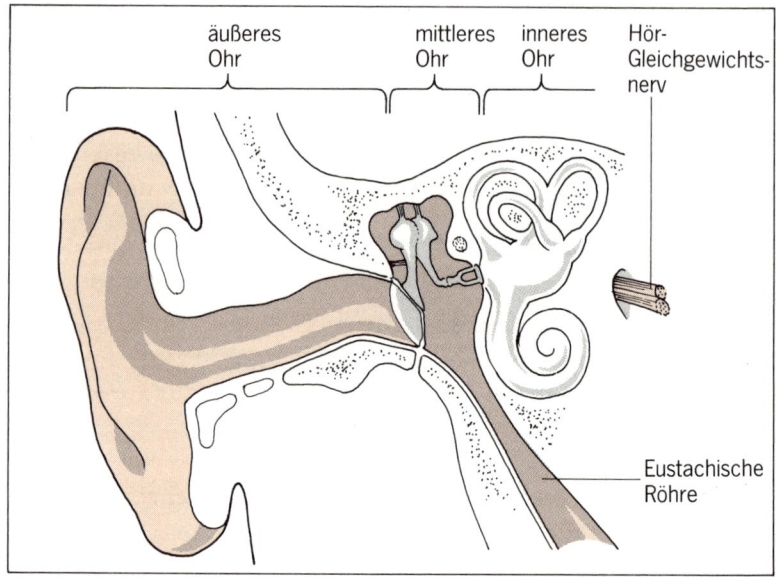

Abb. 2   Übersichtsdarstellung des Ohres mit seinen 3 Hauptabschnitten

ren ist dieses System hochentwickelt. Denken wir nur einmal an das Stellen der Ohrmuschel bei einem Schäferhund oder bei Pferden. Bei diesen Tieren hilft das äußere Ohr wie eine Art Richtmikrofon bei der Richtungserkennung. Beim Menschen ist diese Funktion verkümmert. So ist auch der alte Volksglaube, daß der Verlust der Ohrmuschel zur Taubheit führe, falsch. Der äußere Gehörgang trägt zum Hörvorgang nur insofern bei, als er den Schall zum Trommelfell hin durchläßt. Nur im Fall eines vollständigen Verschlusses tritt eine Schwerhörigkeit auf.

Bereits an dieser Stelle sei erwähnt, daß die Schallwellen nicht nur über das äußere Ohr auf das Trommelfell gelangen (Luftleitung), sondern auch direkt den Schädelknochen in Schwingungen versetzen (Knochenleitung). Dieser andere, das äußere Ohr und das Mittelohr aussparende Weg des Hörens benötigt allerdings höhere Schallintensitäten, um gleiche Höreindrücke zu erzeugen (s. u.)

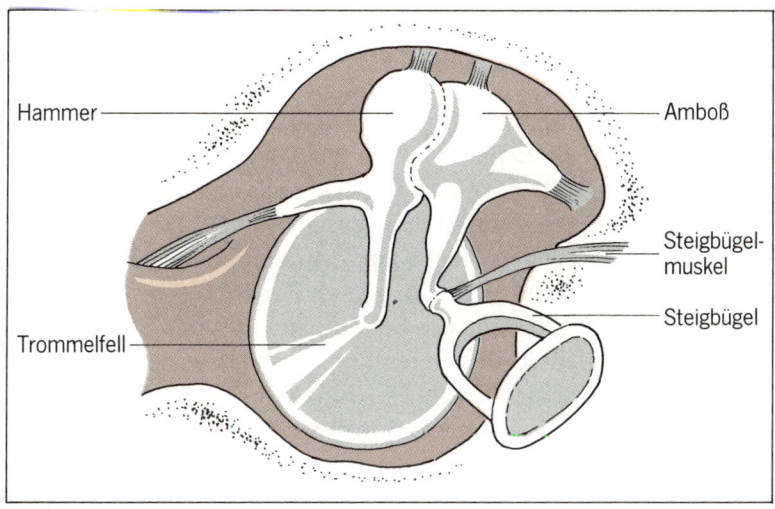

Hammer

Amboß

Steigbügel-
muskel

Steigbügel

Trommelfell

Abb. 3   Anatomie der Mittelohrstrukturen bei Blick von hinten auf Steigbügel, Amboß und
Hammer, der am Trommelfell angewachsen ist. Dargestellt ist auch die Sehne des
Steigbügelmuskels.

Schallverstärkung
Die Schallweiterleitung erfolgt in Verbindung mit einer
Schallverstärkung über das Mittelohr.

Zum Mittelohr zählt man das Trommelfell und die in der Paukenhöhle liegenden Hörknöchelchen mit ihren Muskeln. Das Mittelohr
besitzt am ovalen und am runden Fenster eine Verbindung zum Innenohr, über die Eustachische Röhre (Tube, = Ohrtrompete) auch zum
Nasenrachenraum (Abb. 2).

Das Trommelfell, das etwa so groß ist wie der Kleinfingernagel
eines Menschen, ist ein dünnes Häutchen aus mehreren feinen Schich-
ten. Es schützt das Mittelohr nach außen und wird durch Schallwellen
zum Schwingen angeregt. Aufgrund seiner mechanischen Eigenschaften werden Töne von 1000 Hertz (Schwingungen pro Sekunde) am be-

sten übertragen. Höhere oder tiefere Töne werden gleichfalls an die Gehörknöchelchen weitergegeben, aber nicht in gleicher Stärke.

Am Trommelfell fest angewachsen ist der Hammer, der über ein Gelenk mit dem Amboß und dieser wiederum gelenkig mit dem Steigbügel verbunden ist. Dieser kompliziert erscheinende Aufbau mit 2 Gelenken verbessert die Schallübertragung (Abb. 3). Hinzu kommt, daß der Schall von einer großen Fläche am Trommelfell auf eine kleine Fläche an der Steigbügelfußplatte, die im ovalen Fenster steht, konzentriert wird, was zu einer Verstärkung des Schalldruckes führt. Die Reduzierung der Fläche und der Effekt des Gelenkapparates bewirken eine Verstärkung des Schalles um das 22fache. Der Mittelohrapparat mit seiner Konzentrierung von Schallwellen kann in gewisser Weise mit der Wirkung der Linse des Auges verglichen werden.

Die Muskeln des Mittelohres, der Trommelfellspanner und der Steigbügelmuskel, beeinflussen die Beweglichkeit der Gehörknöchelchen. Über Reflexe kann eine mehr oder weniger starke Versteifung der Gehörknöchelchenkette und damit eine reduzierte Weiterleitung des Schalles bewirkt werden. Diese Reflexe werden vor allem als Schutzreflexe für das Hörorgan angesehen, da sie nur bei sehr hohen Lautstärken ausgelöst und wirksam werden.

Voraussetzung für die optimale Schallweiterleitung im Mittelohr ist eine gute Belüftung der Paukenhöhle. Dazu dient die Eustachische Röhre, auch Ohrtrompete genannt, sie mündet an ihrem anderen Ende in den Nasenrachenraum.

Durch diesen Verbindungskanal wird beim Sprechen, beim Gähnen und beim Kauen Luft in das Mittelohr gepumpt und so ein Druckpegel gehalten, der dem äußeren Luftdruck entspricht. Die Schallübertragungsverhältnisse sind unter diesen Bedingungen am besten.

Die Mittelohrschleimhaut, die die gesamte Paukenhöhle auskleidet, nimmt Luft auf. Bei einem Verschluß des zuführenden Kanals wird keine Luft mehr nachgepumpt, es entsteht ein Unterdruck. Krankheitsbedingt geschieht dies beim sogenannten Tubenkatarrh (vgl. Kapitel »Krankheitsbilder«: S. 65).

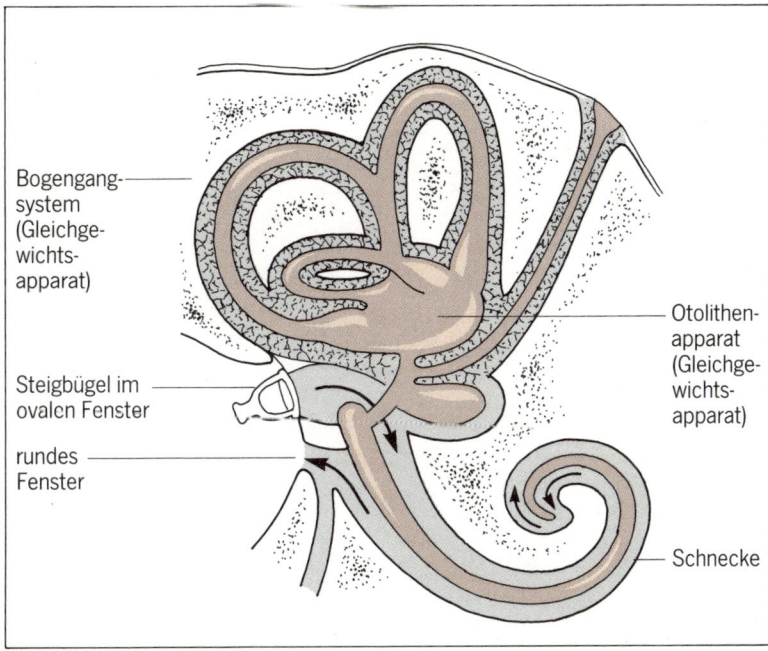

Bogengang-
system
(Gleichge-
wichts-
apparat)

Otolithen-
apparat
(Gleichge-
wichts-
apparat)

Steigbügel im
ovalen Fenster

rundes
Fenster

Schnecke

Abb. 4   Anatomie des Innenohres mit seinem Höranteil (Schnecke) und den Gleichgewichts-
fühlorganen (Bogengänge und Ohrsteinchenapparat). Die Pfeile zeigen schematisch
den Weg der Schallwellen innerhalb der Schnecke vom ovalen Fenster bis zum
Austritt am runden Fenster.

Durch das Mittelohr, bedeckt von einer knöchernen Schale,
läuft der Gesichtsnerv (Nervus facialis), der an den Mittelohrfunktionen
nicht teilnimmt, bei Mittelohrerkrankungen jedoch miterfaßt werden
kann. Bei der Auslösung des Stapediusreflexes spielt er eine entscheidende Rolle (vgl. Kap. »Hörprüfungen«).

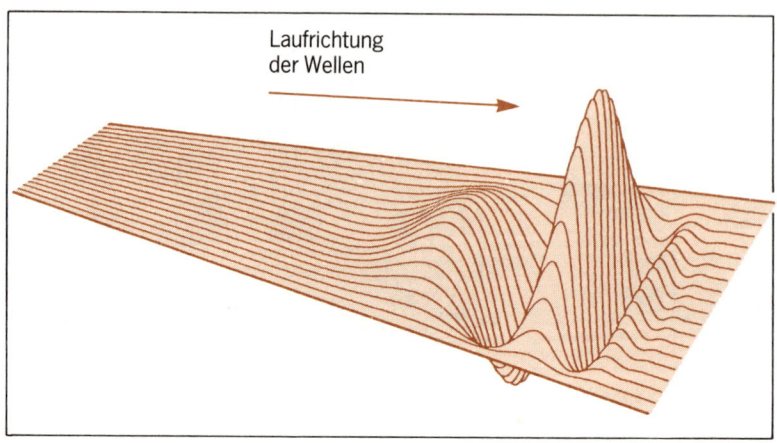

Laufrichtung
der Wellen

Abb. 5   Schematische Darstellung der Wanderwelle im Innenohr

Schallumwandlung
Die Umwandlung von akustisch-mechanischer Energie des Schalles in elektrische Energie findet in der Schnecke des Innenohres statt.

Zum Innenohr gehören die dem Hörvorgang dienende Schnecke (Cochlea) und der Gleichgewichtsapparat (Vestibularapparat), dessen Funktion hier nicht weiter erörtert werden soll (vgl. Hamann/Schwab: Schwindel, TRIAS 1989). Beide Innenohrorgane liegen im härtesten Knochen des Körpers, dem Felsenbein. Wegen des anatomisch komplizierten Aufbaus nennt man diesen Teil des Schädelknochens auch Labyrinth (Abb. 4).

Vom ovalen Fenster aus wird die Schallenergie vom Mittelohr auf die Schnecke des Innenohres übertragen. Stark vereinfacht kann man sich die Schnecke abgerollt als einen Teppich vorstellen. Dieser Teppich trägt die Sinneshärchen mit den dazugehörigen Haarzellen. Die anatomischen Voraussetzungen des immer enger werdenden Schneckenkanals sowie bestimmte Eigenschaften der ihn ausfüllenden Innenohrflüssigkeiten rufen beim Auftreffen von Schallenergie über das ovale Fenster typische Schwingungsabläufe in diesem Organ hervor, die sogenannte Wanderwelle (Abb. 5). Dies führt zu ganz charakteristischen

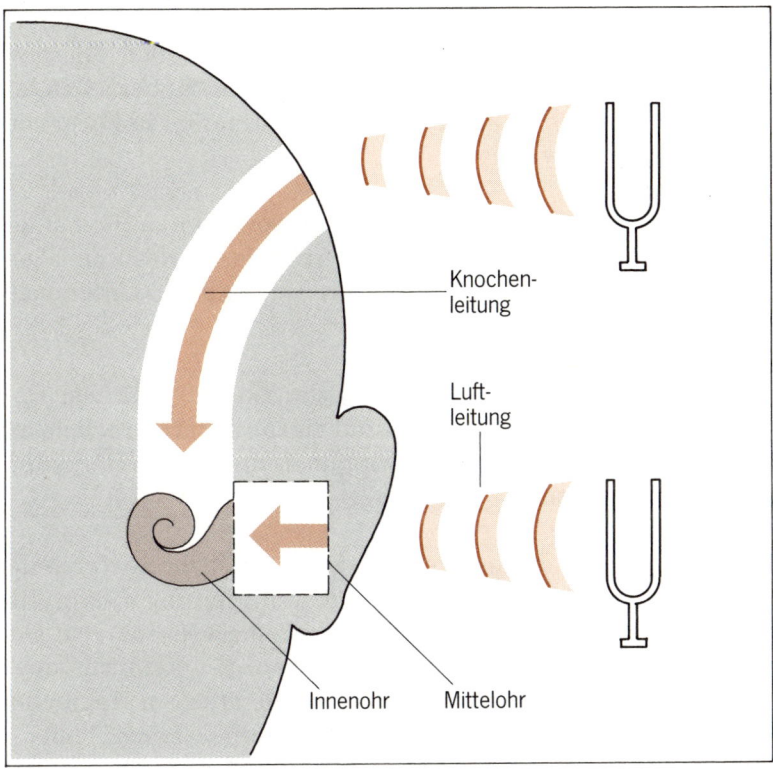

Abb. 6   Darstellung von Luftleitung und Knochenleitung, mit denen die Schnecke angeregt
werden kann.

Auslenkungen auf dem Teppich. Die Folge davon ist, daß hohe Töne
besonders starke Auslenkungen des Teppichs nahe dem ovalen Fenster
bewirken, tiefere Töne zum Ende der Schnecke hin. Verschiedene Tonhöhen werden also an verschiedenen Orten der Schnecke abgebildet.
Diese örtliche Aufteilung hat auch zur Folge, daß nur ganz bestimmte
Nervenfasern durch Töne bestimmter Höhe erregt werden.

Durch die Wanderwelle kommt es zur Verbiegung der in der Schnecke liegenden äußeren und inneren Haarzellen. Diese wiederum verändern die elektrischen Eigenschaften der Sinneszellen, auf denen sie sitzen. Von nun an wird die Schallinformation in Form von elektrischer Energie weitergeleitet.

Krankhafte Veränderungen an bestimmten Stellen des Innenohres bewirken dann entsprechende Ausfälle des Hochton- oder Tieftongehörs, was durch die Hörprüfungen (vgl. Kapitel »Untersuchungsmethoden«) nachgewiesen werden kann.

Die Tatsache, daß in der Schnecke 2 Typen von Haarzellen, nämlich die äußeren Haarzellen und die inneren Haarzellen, existieren, ist für das Verständnis des Hörvorganges und für die Hörprüfmethoden von großer Bedeutung.

Während die inneren Haarzellen mit ihren Nervenfortsätzen hauptsächlich die Schallinformationsweiterleitung durchführen, nehmen die äußeren Haarzellen durch ihre überwiegend vom Gehirn aus gesteuerten Eigenmechanismen nach heutiger Kenntnis nur indirekt am Hörvorgang teil. Andererseits sind die äußeren Haarzellen gegenüber schädigenden Einflüssen wie Giftstoffen, Lärm, leider auch bestimmten Medikamenten stärker empfindlich und gehen zugrunde. Die Funktion der inneren Haarzellen bleibt noch lange Zeit erhalten.

Bisher wurde nur der Schalltransport vom äußeren Ohr über das Mittelohr an das Innenohr betrachtet. Dieser Vorgang heißt Luftleitung. Gleichzeitig findet aber auch die Knochenleitung statt, bei der die Schallwellen den Schädelknochen direkt in Schwingungen versetzen und sich auf diese Weise bis zum Innenohr fortpflanzen (Abb. 6). Für das zur Aufnahme von Schallwellen hochspezialisierte Organ ist natürlich der Weg der Luftleitung der physiologische, der Weg der Knochenleitung der unphysiologische. Das bedeutet, daß über die Knochenleitung sehr viel mehr Energie aufgewandt werden muß, um den gleichen Schalleindruck auszulösen wie über Luftleitung. Beide Mechanismen sind für die Hörprüfungen wichtig, da sie sich getrennt untersuchen lassen (vgl. Kapitel »Untersuchungsmethoden«).

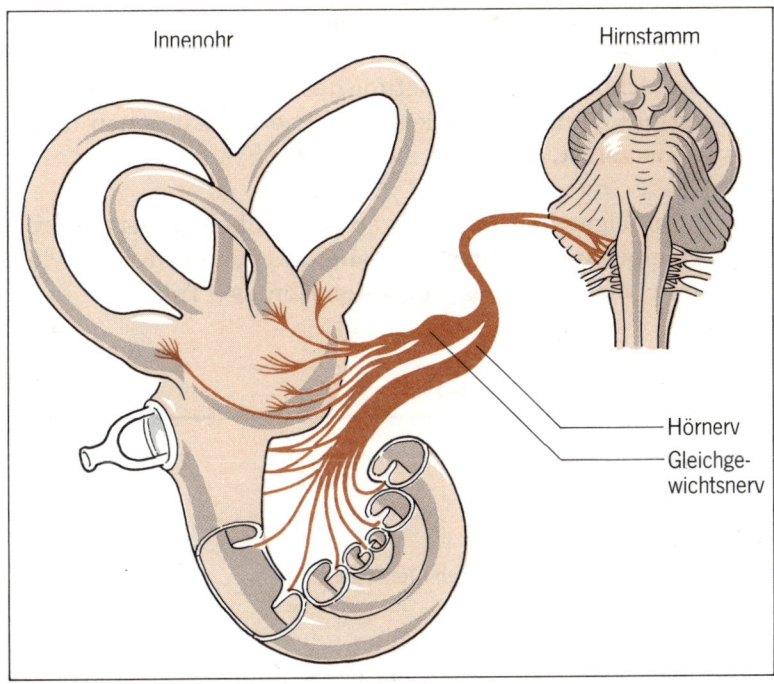

Innenohr   Hirnstamm

Hörnerv
Gleichge-
wichtsnerv

Abb. 7   Anatomische Darstellung des Hörnerven und des Gleichgewichtsnerven bis zu ihrem
           Eintritt in den Hirnstamm.

Informationsweiterleitung

Die Weiterleitung der nun in elektrische Signale umgewandelten Schallinformation in das Gehirn erfolgt über den Hörnerven.

Nachdem sich die feinen, von den Haarzellen ausgehenden Fasern zum Hörnerven vereinigt haben, ziehen sie mit dem Gleichgewichtsnerven durch den inneren Gehörgang zum Hirnstamm (Abb. 7). Auf dieser Strecke findet keine weitere Bearbeitung der Information statt.

Informationsverarbeitung

Die Verarbeitung der mit dem Ohr aufgenommenen Informationen ist ausschließlich eine Leistung des Gehirns. Hier finden dank eines stark vermaschten Netzwerkes vielfache Interaktionen innerhalb des Hörsystems selbst, aber auch mit anderen Systemen, statt.

Im folgenden soll hier weniger auf komplizierte Verbindungen zwischen einzelnen Hirngebieten eingegangen werden, als vielmehr auf bestimmte Leistungen des »zentralen Hörens« (Tab. 2).

Tab. 2   Leistungen des zentralen Hörens

Richtungshören
Sprachverständnis
Signalerkennung
Akustische Erinnerung
Schallbewertung (angenehm/unangenehm)

Die wichtigste Leistung für den Menschen beim Hörvorgang ist wohl das Verstehen der Schallinformationen, das heißt die Zuordnung bestimmter Höreindrücke zu bestimmten Bedeutungen, wie es durch Lernvorgänge erreicht wird. Dies beginnt bei so einfachen Signalen wie einer Autohupe, die uns warnt, und reicht bis zu so schwierigen Vorgängen wie das Begreifen von Sprache. Während der Spracherwerb bei jedem gesunden Menschen mit normalem Hörvermögen problemlos gelingt, stellt schon das Lernen einer Fremdsprache im Erwachsenenalter einen komplexen Vorgang dar, der natürlich nicht nur an die Intaktheit des Hörsystems gebunden ist. Daß es aber gelingt, aus einem Klang- und Geräuschgemisch sinnvolle Bezüge herauszuhören, ist eine der großartigsten Leistungen des Gehirns.

Wie gut das Gehirn auch zwischen wichtigen und unwichtigen Schallinformationen unterscheiden kann, soll ein Beispiel verdeutlichen.

Eine junge Mutter, die an einer sehr belebten, lauten Straße wohnt, wird nach einer kurzen Eingewöhnungszeit nicht mehr durch den Lärm der vorbeifahrenden Fahrzeuge aus ihrem Schlaf erweckt. Beginnt aber ihr Säugling mit einer viel niedrigeren Lautstärke nachts zu wimmern, so reicht dieses Signal geringer Schallenergie aus, um die Mutter wach zu machen.

Dieser Vorgang, der also nicht an die Lautstärke des Schalleindrucks geknüpft ist, ist wiederum ausschließlich eine Leistung der zentralen Verarbeitung im Gehirn.

Zu den Funktionen des Gehirns gehört auch die persönliche und subjektive Bewertung von Schalleindrücken. Ob uns beispielsweise ein Musikstück angenehm oder unangenehm erscheint wird in den zentralen Strukturen der Hörbahnen in Verbindung mit anderen Hirnzentren erarbeitet. Auch hier kommt die bereits vom Gehirn gesteuerte individuelle Vielfalt des Geschmacks zum Ausdruck. Laute Popmusik gefällt eben nicht jedem Menschen!

Auch das Richtungshören, also das Erkennen der Richtung, aus der der Schall kommt, ist an Vorgänge in den zentralen Teilen der Hörbahn gebunden. Schon Säuglinge im Alter von wenigen Monaten können Schallquellen lokalisieren. Dies wird dadurch erreicht, daß identische Schalleindrücke zeitlich getrennt auf jedes Ohr einwirken und der unterschiedliche Eindruck im Gehirn richtig gedeutet wird. Es ist leicht verständlich, daß eine schräg vor einem Menschen stehende Schallquelle beide Ohren aufgrund der unterschiedlich langen Wegstrecke mit einem gewissen Zeitunterschied erreicht. Äußeres Ohr, Mittelohr und Innenohr geben diese Information weiter an die Zentren im Gehirn. Auf einer Stufe, wo rechte und linke Zentren miteinander in Verbindung gebracht sind, wird nun dieser sehr geringe, aber für das Gehirn ausreichende Zeitunterschied »erkannt« und interpretiert. Durch Erfahrung lernt schon der Säugling, daß bei bestimmten Laufzeitunterschieden zwischen rechtem und linkem Gehör eine Schallquelle eine bestimmte Position im Raum besitzt. Diese Erkenntnis bedeutet zum einen, daß Richtungshören und räumliches Gehör nur mit zwei Ohren möglich ist. Schon eine einseitige Schwerhörigkeit, aber in jedem Falle eine einseitige Taubheit, beeinträchtigen das Richtungshören oder machen es sogar unmöglich. Zum anderen müssen natürlich die Verbindungen zwischen rechten und linken Hirnzentren intakt sein, damit der Vergleich der Schalleindrücke erfolgen kann.

Schon hier läßt sich aus dem Erwähnten ableiten, daß manchmal beim einseitig Schwerhörigen, vor allem aber beim einseitig Tauben, eine Hörgeräte-Versorgung angestrebt werden sollte, die ihm ein möglichst stereofones Hören gestattet.

Diese wenigen Beispiele mögen genügen, um die Bedeutung der zentralen Hörbahnen hervorzuheben, die ja überhaupt erst ein Hören im eigentlichen Sinne ermöglichen.

Untersuchungen beim Arzt

≡ Ärztliches Gespräch und erste Untersuchung

Wenn ein Patient wegen einer Schwerhörigkeit den Arzt aufsucht, steht auch hier am Anfang der Untersuchung das ärztliche Gespräch. Selbst wenn bei den Untersuchungen zur Abklärung der Schwerhörigkeit die Hörprüfungen im Vordergrund stehen, so lassen sich doch aus der genauen Aufnahme der Krankengeschichte Hinweise auf die Entstehung und den Grad der Beschwerden ableiten.

Wichtige Anhaltspunkte sind der Beginn der Schwerhörigkeit, der Verlauf und die Begleitumstände, unter denen sie auftritt. Weitere Fragen richten sich auf eine familiär-erbliche Belastung, auf einen Zusammenhang mit akuten und chronischen Lärmeinflüssen, auf das Vorliegen von Begleiterkrankungen, auf die Einnahme von Medikamenten und auf vorangegangene Verletzungen.

Entscheidende Hinweise liefern jedoch die Krankheitszeichen, die sich am Ohr selbst zeigen. Angaben über Schmerz, Ohrlaufen, Ohrensausen, Schwindelbeschwerden und äußere Einwirkungen auf das Ohr durch Medikamente oder Verletzungen sind richtungsweisend für die Aufklärung der Schwerhörigkeitsursache.

Nach dem ärztlichen Gespräch, aber noch vor der eigentlichen Hörprüfung, muß vom Arzt die Untersuchung der Ohren vorgenommen werden.

Dabei wird er zunächst die Ohrmuschel und die Gegend hinter dem Ohr inspizieren, um mögliche Veränderungen am Warzenfortsatz zu erkennen. Dann erfolgt mit Hilfe eines Ohrtrichters die Spiegelung des Gehörganges und des Trommelfelles (Abb. 8a). So kann eine Verlegung des Gehörganges durch einen banalen Ohrschmalzpfropf oder einen Fremdkörper leicht erkannt werden.

Der Zustand des Trommelfells gibt Aufschluß über entzündliche oder verletzungsbedingte Veränderungen und erlaubt Rückschlüsse

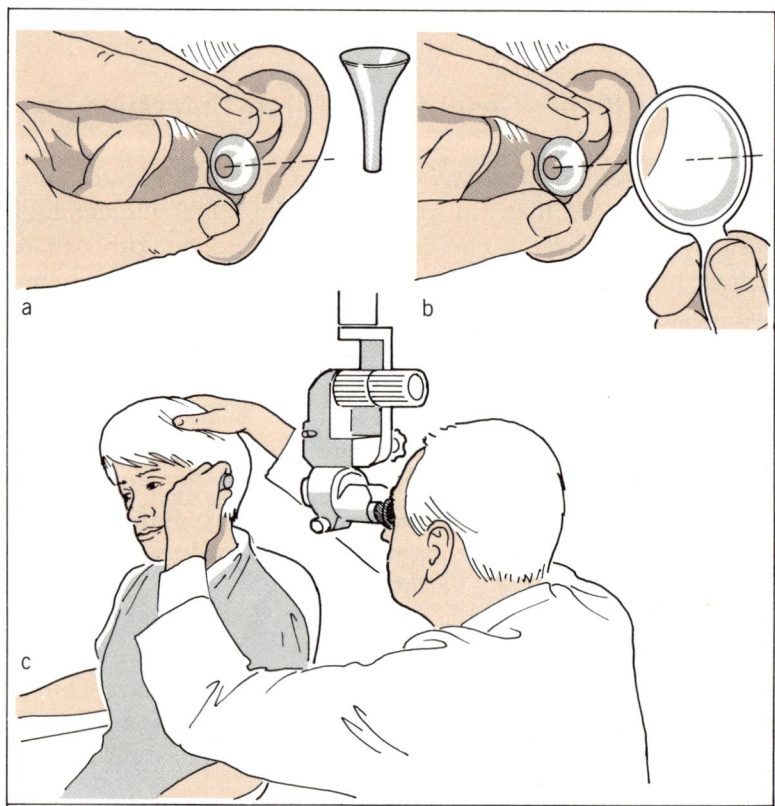

Abb. 8   Untersuchung des Ohres mit Ohrtrichter (a), mit einer Lupe (b),
          mit einem Mikroskop (c)

auf Erkrankungen des Mittelohres. Diese Untersuchung der Ohren ist
zwar grundsätzlich jedem Arzt möglich, erfordert aber tatsächlich sehr
viel Erfahrung, so daß die Ohrspiegelung fast immer dem Hals-Nasen-
Ohren-Arzt vorbehalten bleibt. In vielen Fällen wird er sich zur Vergrößerung des Trommelfells einer Lupe (Abb. 8b) oder eines Mikroskops
(Abb. 8c) bedienen.

Mit der Besichtigung des äußeren Gehörganges und des Trommelfells gewinnt der Arzt entscheidende Informationen über das Vorlie-

gen einer Störung im schallzuleitenden Apparat. Dies gilt sogar für Mittelohrerkrankungen, die – die Otosklerose und Mißbildungen ausgenommen – am Trommelfell ablesbare Veränderungen hervorrufen. An diese nur vom Arzt durchzuführende Untersuchung schließen sich die Hörprüfungen an, die vom Arzt selbst oder aber auch von einer dafür ausgebildeten Arzthelferin oder Audiometristin durchgeführt werden.

☰ Hörprüfungen

Aufgabe der Hörprüfungen ist es, das Vorliegen einer Schwerhörigkeit festzustellen, ihren Schweregrad zu ermitteln und den Ort der Schädigung aufzufinden.

Grundsätzlich werden 2 große Gruppen von Schwerhörigkeiten unterschieden: Die Schalleitungsschwerhörigkeiten und die Schallempfindungsschwerhörigkeiten. Unter einer Schalleitungsschwerhörigkeit versteht man alle die Schwerhörigkeiten, die den schallzuführenden Anteil des Hörorgans betreffen, also das äußere Ohr und das Mittelohr. Unter einer Schallempfindungsschwerhörigkeit versteht man alle die Schwerhörigkeiten, die den nervalen Anteil des Hörens betreffen. Dazu zählen also alle Störungen des Innenohres, des Hörnerven und der Zentren im Gehirn.

Man unterscheidet 2 große Gruppen der Hörprüfungen: die subjektiven und die objektiven.

Bei den subjektiven Verfahren ist der Untersucher auf die Angaben des Patienten angewiesen, bei den objektiven Verfahren erfolgt eine Messung von Reaktionen auf Hörreize, die ohne Mitarbeit des Patienten ablaufen. Dieser Gesichtspunkt ist natürlich von besonderer Bedeutung bei Patienten, die gewollt oder ungewollt keine Angaben zum Hörvermögen machen. Dies trifft in erster Linie für Kinder zu, aber auch für Patienten mit Hirnerkrankungen. In manchen Fällen können mit den objektiven Methoden auch Patienten überführt werden, die eine Schwerhörigkeit vortäuschen (Simulanten).

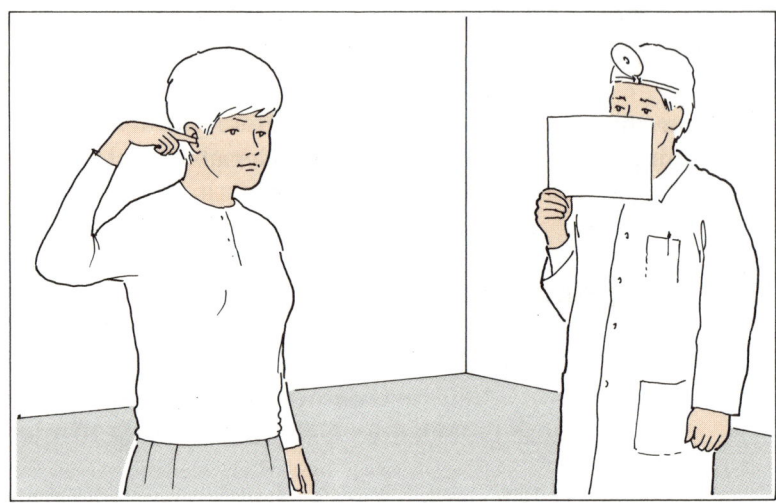

Abb. 9   Durchführung der Hörweitenprüfung: der Patient führt auf dem nicht untersuchten Ohr die Schüttelvertäubung durch, der Untersucher deckt den Mund ab, um ein Ablesen zu verhindern.

Subjektive Hörprüfmethoden

Klassische Hörprüfung

Die »klassische Hörprüfung« umfaßt einfache Untersuchungstechniken, die vom Arzt orientierend im Behandlungszimmer durchgeführt werden. Dazu gehören die Hörweitenprüfung und die Stimmgabelversuche.

Bei der Hörweitenprüfung werden dem Patienten vom Arzt mit Umgangssprache und mit Flüstersprache Zahlen vorgesprochen, die der Patient, wenn er sie verstanden hat, wiederholen soll. Auf diese Weise läßt sich die Entfernung ermitteln, aus der ein Patient noch Wörter versteht. Dabei muß natürlich verhindert werden, daß bei der Untersuchung des schlechter hörenden Ohres die Wörter mit dem besser hörenden Ohr gehört werden. Dies läßt sich leicht dadurch erreichen, daß man mit einem Finger das Ohr auf der nicht untersuchten Seite zuhält und zusätzlich den Finger leicht bewegt (»Schüttelvertäubung«). Gleichzei-

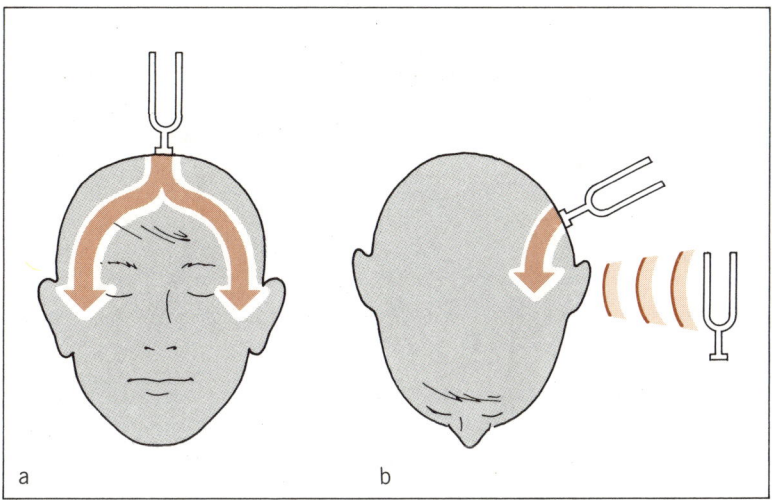

Abb. 10   Durchführung der Stimmgabelversuche. Weberversuch (a), Rinneversuch (b), Vergleich von Luft- und Knochenleitung

tig muß ausgeschlossen werden, daß der Patient die Wörter von den Lippen des Untersuchers abliest. Der Patient steht daher seitlich zum Untersucher, der Untersucher deckt zusätzlich seine Mundpartie mit einem Blatt Papier ab (Abb. 9). Die Hörweitenprüfung gestattet eine grobe Gradeinteilung der Schwerhörigkeit (Tab. 3).

   Gleichfalls einfach und schnell sind die Stimmgabelversuche durchzuführen. Beim Weber-Versuch schlägt der Arzt die Stimmgabel vorsichtig an und setzt sie auf die Mittellinie des Schädels. Der Patient hat anzugeben, ob er den Stimmgabelton auf einer Seite lauter hört oder im ganzen Kopf gleich laut. Hört er den Stimmgabelton auf einer Seite lauter, so deutet dies entweder auf eine Störung der Schalleitung auf dieser Seite hin oder auf eine Störung der Schallempfindung auf der Gegenseite (Abb. 10).

   Ob eine Schalleitungsschwerhörigkeit vorliegt wird mit dem Rinne-Versuch abgeklärt. Die wiederum leicht angeschlagene Stimmgabel wird zunächst vor das Ohr gehalten (Luftleitung) und dann auf den Knochen hinter dem Ohr aufgesetzt (Knochenleitung). Normalerweise

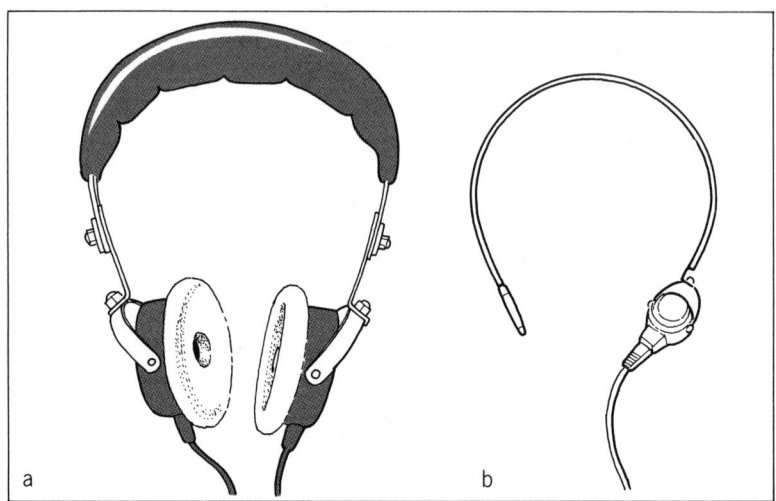

a   b

Abb. 11   Hörer zur Prüfung der Luftleitung (a), Hörer zur Prüfung der Knochenleitung (b)

wird die Luftleitung besser gehört als die Knochenleitung (vgl. Abb. 6, S. 21). Dies ist der Fall bei Normalhörigkeit oder bei einer Schallempfindungsschwerhörigkeit (»Rinne positiv«). Bei einer Schalleitungsschwerhörigkeit wird die Knochenleitung hinter dem Ohr lauter gehört als die Luftleitung vor dem Ohr. In einem solchen Fall fällt der Rinne-Versuch »negativ« aus (Abb. 10).

Mit Hilfe beider Stimmgabelversuche ist es leicht möglich, zwischen einer Schalleitungs- und einer Schallempfindungsschwerhörigkeit zu trennen.

Die klassische Hörprüfung, bestehend aus der Hörweitenprüfung und den Stimmgabelversuchen, erlaubt also schon eine Einschätzung des Grades der Schwerhörigkeit sowie eine Zuordnung zum schallzuführenden oder informationsverarbeitenden System.

— *Tonschwellenaudiogramm*

Während die klassische Hörprüfung zwischen einer Schalleitungsschwerhörigkeit und Schallempfindungsschwerhörigkeit unterscheiden läßt und auch gewisse Schlußfolgerungen über den Grad der Schwerhörigkeit erlaubt, liefert das Tonschwellenaudiogramm genaue zahlenmäßige Angaben über das Tongehör in Luft- und Knochenleitung.

Mit Hilfe aufwendiger technischer Apparaturen ist es möglich, definierte Töne zu produzieren. Diese reinen Töne, deren Höhe durch ihre Schwingungszahl (Frequenz, angegeben in der Einheit Hertz = Hz) festgelegt ist, gibt es in der Natur nicht. Für die Hörprüfungen sind sie aber ein nicht mehr wegzudenkendes Mittel der Diagnostik. Gleichzeitig ist es mit diesen Apparaten möglich, die Töne in verschiedenen Lautstärken (Intensitäten, physikalisch: Schalldrucke) dem Ohr anzubieten. Die Schalldruckpegel werden in der Einheit Dezibel (dB) angegeben.

Für die Luftleitung geschieht dies über einen Kopfhörer (Abb. 11a), für die Knochenleitung mit einem Knochenhörer (Abb. 11b), der aus einem Metallvibrator besteht. Mit dem Tonschwellenaudiometer ist es also möglich, genau definierte Töne mit unterschiedlicher Stärke dem Ohr seitengetrennt anzubieten.

Bei der Hörprüfung mit dem Tonschwellenaudiometer wird, für jedes Ohr getrennt, der Punkt bestimmt, an dem ein Ton gerade hörbar wird. Man spricht dann von der Hörschwelle für Töne. Der Untersucher geht dabei so vor, daß er dem Patienten den Ton aus dem unhörbaren Bereich anbietet und langsam die Intensität steigert. In dem Moment, in dem der Patient zum ersten Mal den Ton hört, wenn auch ganz leise, gibt er ein Zeichen, so daß der Untersucher diesen Punkt in einem Formular, dem Audiogrammformular, vermerken kann. Die Messung erfolgt für mehrere Töne zuerst über Luftleitung und danach auch über Knochenleitung. Auf diese Weise entsteht für die Luft- wie für die Knochenleitung jedes Ohres eine Linie, aus der die Hörschwelle für die einzelnen Tonhöhen (Frequenzen) ablesbar ist. Die normalerweise erheblich schlechtere Knochenleitung ist im Audiogrammformular ab-

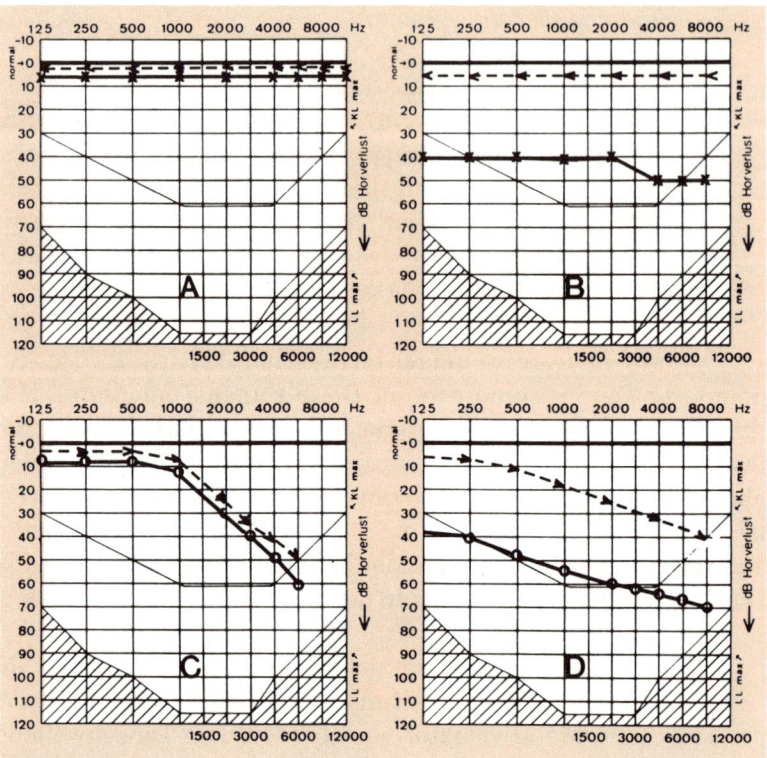

Abb. 12   Audiogrammformulare mit typischen Formen der Schwerhörigkeit. Normalhörigkeit (a), Schalleitungsschwerhörigkeit (b), Schallempfindungsschwerhörigkeit (c), Kombinierte Schwerhörigkeit (d)

sichtlich so dargestellt, daß die Hörschwelle auch auf der 0-dB-Linie, der Linie des normalen Hörens, verläuft. Für den geübten Untersucher wird mit einem Blick erkenntlich, ob die Luftleitung gleich oder schlechter als die Knochenleitung gehört wird und in welchen Tonhöhen. Somit kann der Arzt die Schwerhörigkeit leicht klassifizieren (Abb. 12).

Grundsätzlich gibt es vier Formen, die sich im Tonschwellenaudiogramm darstellen (Abb. 12):

a. die Normalhörigkeit
b. die reine Schalleitungsschwerhörigkeit
c. die reine Schallempfindungsschwerhörigkeit und
d. die kombinierte Schwerhörigkeit.

Die Normalhörigkeit ist gekennzeichnet durch eine Schwellen-kurve, Luft- und Knochenleitung liegen auf der 0-dB-Linie (Abb. 12a).

Bei der reinen Schalleitungsschwerhörigkeit verläuft die Hör-schwelle für Knochenleitung auf der Nullinie, das heißt auf der Schwelle des normalen Hörens, die Schwelle für die Luftleitung dagegen liegt in einem mehr oder weniger großen Abstand darunter (Abb. 12b).

Bei einer reinen Schallempfindungsschwerhörigkeit verlaufen die Kurven der Knochenleitung wie der Luftleitung ohne Trennung voneinander, aber mit einem Abstand von der Schwellenkurve des Nor-malhörigen (Abb. 12c). Da die Schalleitung nie besser sein kann als die Schallinformationsweiterleitung vom Innenohr, sind diese beiden Kur-ven bei der reinen Schallempfindungsschwerhörigkeit immer deckungs-gleich.

Die kombinierte Schalleitungs-Schallempfindungsschwerhö-rigkeit ist dadurch gekennzeichnet, daß die Schwellenkurve für Kno-chenleitung von der Schwellenkurve des Normalhörenden abweicht und zusätzlich noch eine Schalleitungsschwerhörigkeit besteht, die durch eine zusätzliche Verschiebung der Luftleitungskurve von der Kno-chenleitungskurve charakterisiert ist (Abb. 12d).

Mit Hilfe des Tonschwellenaudiometers lassen sich auch die Unbehaglichkeitsschwelle für Töne, also wenn die Lautstärke des Tones unangenehm wird, und die Schmerzschwelle bestimmen, wenn die Laut-stärke sogar Schmerzen hervorruft.

Das Tonschwellenaudiogramm gestattet es also, genau zwi-schen einer Schalleitungs-, Schallempfindungs- und einer kombinierten Schwerhörigkeit zu trennen. Die entstehenden Audiogrammbilder sind zwar für manche Krankheiten charakteristisch, aber niemals bewei-send. Die Diagnose selbst kann nur im Zusammenhang mit dem übrigen klinischen Bild gestellt werden. Außerdem ist zu berücksichtigen, daß im Tonschwellenaudiogramm nur das Gehör für Töne geprüft wird, also eine letztlich unnatürliche Situation, die noch nichts über das *Verstehen* aussagt! Dafür werden dann andere Verfahren benötigt.

Vertäubung

Wie bereits bei der Durchführung der klassischen Hörprüfung muß auch beim Tonschwellenaudiogramm sichergestellt sein, daß nur *ein* Ohr geprüft wird. Besonders bei der Messung mit dem Knochenleitungshörer kommt es sehr leicht zu einer Erregung des Gegenohres, die dann die Hörprüfungen verfälscht. Um solche Fehlbestimmungen zu vermeiden, wird das nicht untersuchte Ohr durch Anbieten von Geräuschen funktionell für die Zeit der Untersuchung ausgeschaltet. Dieser Vertäubungsvorgang erfolgt nach bestimmten Regeln, die die Reizlautstärke auf der Seite des geprüften Ohres berücksichtigen müssen.

Das richtige Vertäuben erfordert viel Erfahrung und Fingerspitzengefühl, ist aber eine unbedingte Voraussetzung, eine richtige Hörschwellenbestimmung zu erreichen.

—— *Sprachaudiogramm*

Mit dem Sprachaudiogramm wird es möglich, zahlenmäßig festzustellen, was ein Schwerhöriger tatsächlich noch *versteht*. Es läßt sich damit auch abschätzen, inwieweit er im Gespräch mit anderen Menschen behindert ist. Aus diesem Grunde stützt sich die Beurteilung einer Hörgeräteversorgung oder anderer gehörverbessernder Maßnahmen, aber auch die Begutachtung auf das Sprachaudiogramm. Diese Methode steht der Hörweitenprüfung sehr nahe, gestattet aber genauere Angaben.

Anders als beim Tonschwellenaudiogramm wird nicht eine Hörschwelle, in diesem Fall für Sprache bestimmt, sondern der Anteil richtig verstandener Wörter aus einer Gruppe von Zahlen oder einsilbigen Wörtern. Schließlich wäre es schwierig, wenn nicht unmöglich, objektiv festzuhalten, ab welcher Schallintensität ein Wort gerade noch verstanden wird, zumal ja das Hören von Sprache immer im überschwelligen Bereich stattfindet.

Die Sprachaudiometrie prüft zum einen das Wortverständnis für Zahlen mit Viersilblern, zum anderen das Verstehen von einsilbigen Wörtern.

Das Ziel der Prüfung des Zahlenverständnisses ist es, den Intensitätswert festzustellen, an dem 50% der angebotenen Zahlwörter richtig verstanden werden. Aus einem standardisierten Katalog (»Freiburger Sprachtest«) werden dem Schwerhörigen Zahlen in verschiedenen Intensitäten vorgespielt, die er dann wiederholen soll. Nur die richtig wiederholten Zahlen werden vermerkt. Auf diese Weise erhält man Werte, die in ein Sprach-Audiogrammformular eingetragen werden. Meist reichen zwei Schallintensitäten aus, um den 50%-Wert des Zahlenverstehens zu ermitteln (Tab. 4).

Beim Anbieten der Einsilber wird ähnlich vorgegangen, aber mit dem Unterschied, daß hier von vornherein bei mehreren Schallstärken geprüft wird. Der Anteil der verstandenen Wörter wird in Prozent angegeben. Auf diese Weise läßt sich der Wert des maximalen Verstehens bestimmen (Tab. 4).

Die normale 50%ige Verständlichkeit für Zahlen wird bei einer Intensität von 18,5 dB erreicht, die 100%ige Sprachverständlichkeit für einsilbige Wörter bei einer Intensität von 50 dB.

Auch aus dem Sprachaudiogramm lassen sich Rückschlüsse auf Schalleitungs- und Schallempfindungsschwerhörigkeiten ziehen, wenn auch nur bedingt.

Tab. 3   Gradeinteilung der Schwerhörigkeiten nach der Hörweitenprüfung

Grad	Hörweite
Normalhörig	6 m
Geringgradig	4–6 m
Mittelgradig	1–4 m
Hochgradig	0,25–1 m
An Taubheit grenzend	a. c. (ante concham) –0,25 m
Taubheit	0

Tab. 4 Freiburger Sprachverständlichkeitstest bestehend aus 10 Gruppen von je 10 zwei-
stelligen, zumeist viersilbigen Zahlen und 20 Gruppen von je 20 einsilbigen Wörtern

| re. | li | mehrsilbige Wörter (Zahlen) nach DIN 45 621 | | | | | | | | | | re | li |
| dB | dB | | | | | | | | | | | % | % |

1.	98	22	54	19	86	71	35	47	80	63
2.	53	14	39	68	57	90	85	33	72	46
3.	51	36	43	17	99	45	82	24	60	48
4.	67	81	55	13	28	92	34	70	49	76
5.	62	58	23	16	41	37	89	30	95	74
6.	32	65	83	50	91	27	18	44	79	56
7.	59	77	61	40	96	73	19	84	38	25
8.	93	78	13	66	57	39	80	75	62	24
9.	88	42	65	21	76	15	94	87	29	60
10.	31	18	64	52	97	45	30	69	26	78

1. Ring Spott Farm Hang Geist Zahl Hund Bach Floh Lärm Durst Teig Prinz Aas Schreck Nuß Wolf Braut Kern Stich

2. Holz Ruß Mark Stein Glied Fleck Busch Schloß Bart Ei Werk Dach Knie Traum Paß Kunst Mönch Los Schrift Fall

3. Blatt Stift Hohn Zweck Aal Frucht Leim Dorf Tat Kerl Schutz Wind Maus Reif Bank Klee Stock Wuchs Mist Gras

4. Schnee Wurst Zahn Pest Griff Laub Mund Grab Heft Kopf Reiz Frist Drang Fuß Öl Schleim Takt Kinn Stoß Ball

5. Punkt Ziel Fest Darm Schein Torf Lamm Wehr Glas Huf Spind Pfau Block Arm Neid Stroh Wurf Rest Blick Schlag

6. Seil Pfand Netz Flur Schild Ochs Drath Hemd Schmutz Rat Tau Milch Rost Kahn Tier Brot Dunst Haar Feld Schwein

7. Spiel Moos Lachs Glut Erz Baum Sand Reich Kuh Schiff Wort Hecht Mann Bruch Schopf Fels Kranz Teich Dienst Star

8. Luft Band Kost Ski Feind Herr Pflug Tal Gift Raum Ernst Zeug Fach Groll Speck Sitz Moor Last Krach Schwung

Überschwellige Hörprüfmethoden

Während das Tonschwellenaudiogramm hauptsächlich dazu dient, zwischen einer Schalleitungsschwerhörigkeit und einer Schallempfindungsschwerhörigkeit zu trennen, geschieht die weitere Auftrennung der Schallempfindungsschwerhörigkeiten nach ihrer Lokalisation mit überschwelligen Hörprüfmethoden. Man unterscheidet nämlich zwischen Schwerhörigkeiten mit Sitz im Innenohr und solchen mit Sitz in dahinterliegenden Strukturen wie im Hörnerv oder in höheren Zentren des Gehirns.

Die Anwendung der überschwelligen Hörtests basiert auf der Tatsache, daß bestimmte Leistungen des Innenohres erst bei höheren Lautstärken deutlich werden (Recruitment). Das bedeutet, daß bei partiellen Schäden im Innenohr die im stark überschwelligen Bereich stattfindenden Leistungen dennoch nachweisbar sind.

Dagegen wirken sich Störungen hinter dem Innenohr auf *alle* Leistungen des Innnenohres aus. Um die überschwelligen Leistungen des Innnenohres nachzuweisen, gibt es eine Reihe von Verfahren, von denen einige hier wenigstens in ihren Grundzügen dargestellt werden sollen.

So ist es schon seit langem bekannt, daß schwerhörige Patienten mit einer Innenohrschwerhörigkeit darüber klagen, laute Geräusche als unangenehm laut zu hören. Dieser zunächst unverständliche Befund erklärt sich aber leicht dadurch, daß trotz des Unterganges von zahlreichen äußeren Haarzellen die inneren Haarzellen noch funktionstüchtig sind (vgl. Kapitel ›Das Hören – eine Funktionsbeschreibung‹, S. 22). Dies führt dann dazu, daß auch der Innenohrschwerhörige laute Schalleindrücke genauso gut hört wie ein Gesunder. Auch seine Schmerzschwelle liegt natürlich im selben Bereich wie beim Normalhörenden, manchmal sogar etwas niedriger.

Besteht bei einem Patienten eine einseitige Innenohrschwerhörigkeit, so bemerkt er, daß er im höheren Lautstärkenbereich auf beiden Ohren wieder gleich laut hört. Es kommt zum sogenannten Lautheitsausgleich, der im sogenannten Fowler-Test geprüft wird. Die noch im Schwellenbereich bestehende Seitendifferenz gleicht sich zu den höhe-

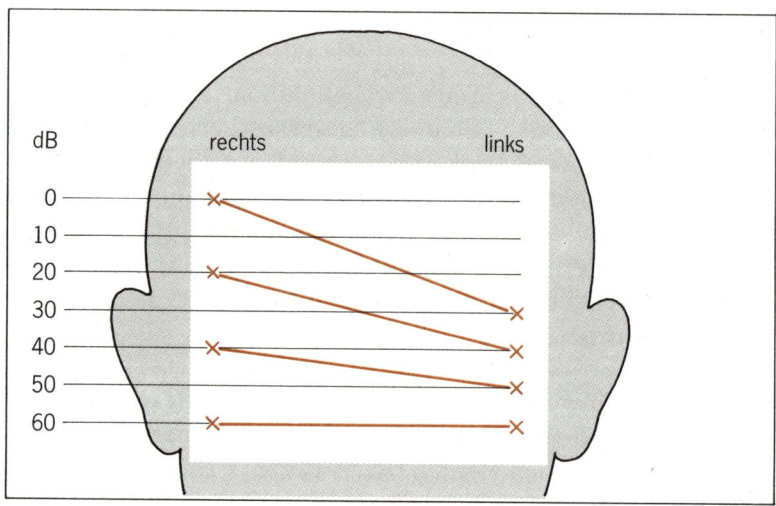

Abb. 13   Schematische Darstellung der Durchführung des Lautheitsausgleiches (Fowler-Test). Der bei geringen Lautstärken vorhandene Unterschied des Höreindruckes gleicht sich zu höheren Intensitäten hin aus.

ren Schallintensitäten hin aus (Abb. 13). Liegt aber die eigentliche Ursache für die Schwerhörigkeit hinter dem Innenohr, beispielsweise am Hörnerven, so werden alle Funktionen des Innenohres, also auch die im überschwelligen Bereich, beeinträchtigt. Das bedeutet, daß ein Lautheitsausgleich bei höheren Schalldrucken nicht stattfindet.

Eine andere Leistung, die an die Funktion der Haarzellen im überschwelligen Bereich geknüpft ist, besteht in der Unterscheidung feiner Intensitätsschwankungen. Aus zahlreichen wissenschaftlichen Untersuchungen ist bekannt, bei welcher Lautstärke bereits ein geringer Lautstärkeunterschied erkannt wird. Dieser Wert kann in einem standardisierten Test aufgesucht werden (Lüscher-Test).

In einer anderen Form dieses Testes wird vorausgesetzt, daß bei einer bestimmten Schallintensität bestimmte Lautstärkeschwankungen erkannt werden. Bei dieser Untersuchungsmethode muß der Patient angeben, wieviele der Intensitätsschwankungen er erkannt hat (SISI-Test). Während der Innenohrschwerhörige immer noch in der Lage ist, feine Lautstärkeunterschiedsschwellen genau anzugeben oder definierte Unterschiede zu erkennen, ist dies dem Patienten, dessen Schwerhörigkeitsursache hinter dem Innenohr liegt, nicht mehr möglich.

Eine andere wichtige Methode der überschwelligen Hörprüfmethoden besteht darin zu prüfen, ab wann ein Patient einen Ton aus einem Geräusch heraushört. Normalerweise verhält es sich so, daß ein Geräusch einer bestimmten Intensität alle schwächeren Töne verdeckt. An dem Punkt, an dem allerdings der Ton die gleiche Lautstärke erreicht wie das Geräusch, wird er im Geräusch hörbar. Dieses Phänomen ist bei Innenohr-Schwerhörigkeiten noch erhalten, bei einer Schädigung am Hörnerven oder in den höheren Zentren dagegen nicht (Langenbeck-Test).

Zweck der überschwelligen Hörprüfmethoden ist es also, zwischen Innenohrschwerhörigkeiten und Schwerhörigkeiten mit Sitz hinter dem Innenohr zu trennen. Die Aussagen der überschwelligen Tests sind nicht immer ganz eindeutig. Vor allem die Diagnose einer Schallempfindungsschwerhörigkeit mit Lokalisation hinter dem Innenohr muß durch andere zusätzliche Untersuchungsmethoden abgesichert werden.

Objektive Hörprüfmethoden

Impedanzprüfungen

Die Impedanzprüfungen stellen ein Verfahren zur Untersuchung der mechanischen Eigenschaften des Mittelohres und indirekt auch zur Messung des Hörvermögens dar. Zu den Impedanzprüfungen zählt man zwei Verfahren:

1. **die Bestimmung der Mittelohrdruckverhältnisse (Tympanometrie),**
2. **die Bestimmung der Reflexe des Steigbügelmuskels (Stapediusreflex).**

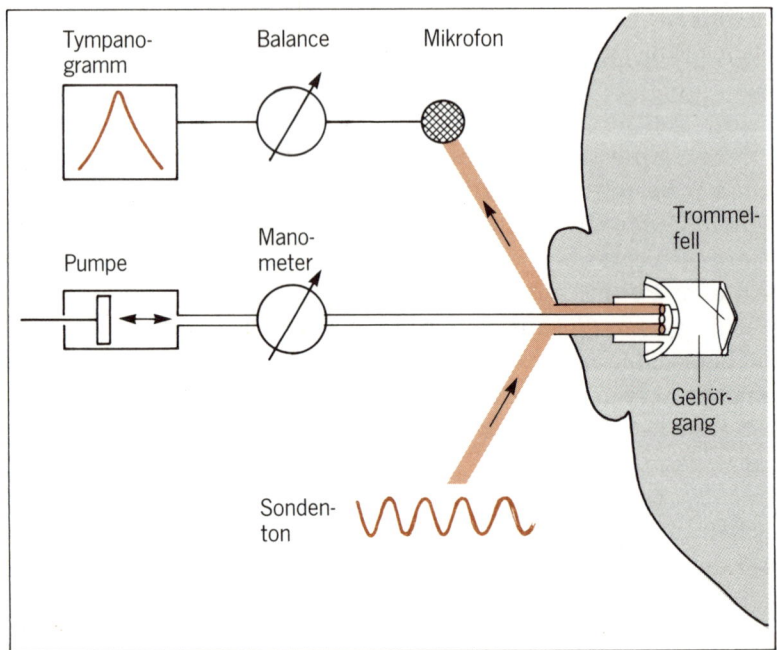

Abb. 14   Schematische Darstellung der Tympanometriemessapparatur

Tympanometrie

Das Prinzip der Tympanometrie besteht in der Messung der Reflexion von Tönen am Trommelfell bei unterschiedlichen Spannungen der Trommelfellmembran. Aus der Abhängigkeit der Schallreflexion vom Spannungszustand des Trommelfelles lassen sich Rückschlüsse auf die mechanischen Mittelohrverhältnisse ziehen.

Normalerweise setzt das Trommelfell einem Ton, der in das Ohr dringt, einen gewissen Widerstand (Impedanz) entgegen, sorgt zum anderen aber dafür, daß die auf das Trommelfell treffenden Schwingungen auf die Gehörknöchelchen übertragen werden (Abb. 14). Aus empfindlichen Messungen am Trommelfell bei unterschiedlichen Tonhöhen ist bekannt, daß das Trommelfell Töne von 1000 Hertz (Schwingungen pro Sekunde) am besten weiterleitet, in diesem Schwingungsbereich also den geringsten Widerstand entgegensetzt. Sowohl höhere als auch tiefere Töne werden vom Trommelfell bereits schlechter übertragen. Zusätzlich ist aber die Übertragungseigenschaft des Trommelfells auch von seinem Spannungszustand abhängig.

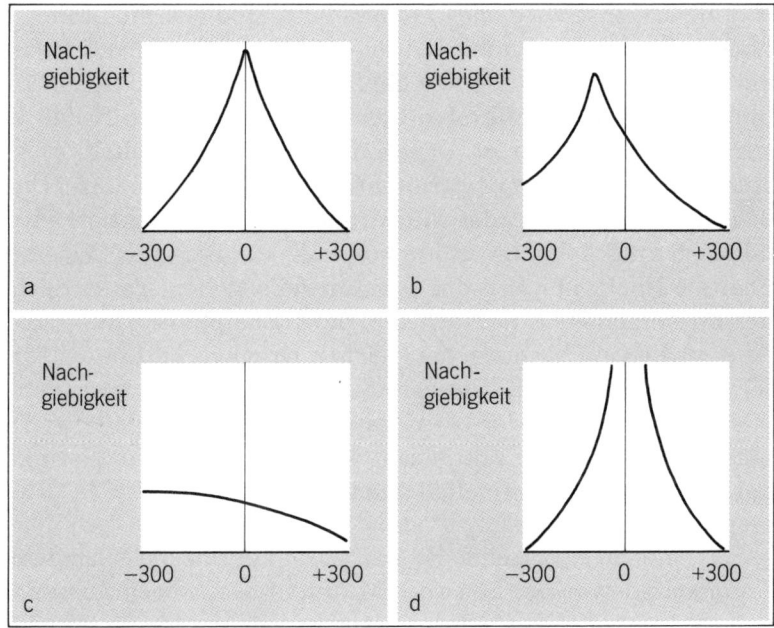

Abb. 15   Typische Beispiele von Tympanogrammkurven. Ausgeprägte Gipfelbildung (hohe Nachgiebigkeit) bei normalen Mittelohrdruckverhältnissen (a), Tympanogrammkurve zu negativen Drucken hin verschoben, also Belüftungsstörung des Mittelohres mit Unterdruck (b), flache Tympanogrammkurve bei Mittelohrerguß (c), »nach oben offene Kurve« bei Unterbrechung der Gehörknöchelkette (d).

Im Normalfall besteht ja vor dem Trommelfell, also im Gehörgang, und hinter dem Trommelfell, also im Mittelohr, gleicher Luftdruck. Unter diesen Umständen werden der Widerstand und die Nachgiebigkeit des Trommelfells durch seine eigenen Struktureigenschaften bestimmt. Wird jetzt aber auf das geschlossene Trommelfell ein bestimmter Druck ausgeübt, so versteift sich die Trommelfellmembran, der akustische Widerstand wird höher. Das bedeutet, daß der Schall schlechter vom Trommelfell an die Gehörknöchelchen weitergegeben, dafür aber vermehrt reflektiert wird.

Das gleiche geschieht, wenn ein definierter Sog an das Trommelfell angelegt, das Trommelfell quasi in den Gehörgang gezogen wird. Auch der negative Druck führt zu einer Steigerung des akustischen Widerstandes mit schlechteren Übertragungseigenschaften. Die Übertragungseigenschaften des Trommelfells sind also am besten, wenn vor und hinter dem Trommelfell atmosphärischer Luftdruck herrscht. Gibt man nun über einen kleinen Schlauch einen Ton auf das Trommelfell und mißt über ein Mikrofon den zurückgeworfenen Schall bei unterschiedlichen, definierten Drucken auf das Trommelfell, so kann man eine sogenannte Tympanogrammkurve erstellen (Abb. 15). Diese Kurve drückt aus, wie stark oder wie schwach der Ton reflektiert wird. Daraus läßt sich umgekehrt der Schluß über den akustischen Widerstand bzw. über die Nachgiebigkeit des Trommelfells ziehen. Tatsächlich wird bei der Tympanometrie die Nachgiebigkeit (Compliance) aufgezeichnet. Sie ist natürlich am höchsten bei gleichen Druckverhältnissen vor und hinter dem Trommelfell. Wie bereits erwähnt, ist die Nachgiebigkeit bei positiven Drucken oder bei negativen Drucken schlechter. Diese Verhältnisse sind häufig untersucht worden, so daß man Normkurven für das menschliche Trommelfell aufstellen kann.

Leicht einzusehen ist, daß Vorgänge, die die Nachgiebigkeit des Trommelfells von der Seite des Mittelohres aus beeinflussen, die Tympanogrammkurve verändern. Liegt beispielsweise ein Mittelohrerguß vor, so wird die Nachgiebigkeit des Trommelfells sehr stark eingeschränkt sein. Die Tympanogrammkurve bildet keine Spitze mehr aus, sie bleibt flach. Im Fall eines Tubenkatarrhs (Abb. 15), bei dem wegen einer mangelhaften Belüftung im Mittelohr ein Unterdruck herrscht, wird bei atmosphärischem Druck im äußeren Gehörgang nicht das Maximum der Nachgiebigkeit am Trommelfell erreicht. Erst wenn man von außen einen Sog anlegt, das Trommelfell auf diese Weise in seine Mittelposition bringt, wird die Nachgiebigkeit am größten sein. In der Tympanogrammkurve zeigt sich der Gipfel also erst bei negativen Drucken (Abb. 15).

Wenn die Struktur des Trommelfells durch Narbenbildung aufgelockert ist oder aber dem Trommelfell das natürliche Widerlager der Gehörknöchelchen fehlt, dann ist zu erwarten, daß die Nachgiebigkeit des Trommelfelles krankhaft erhöht ist. Dies stellt sich im Tympanogramm als eine Kurve mit einem sehr hohen Gipfel dar, dessen Spitze auf dem Registrierpapier nicht mehr dargestellt ist, die Kurve nach oben offen erscheint (Abb. 15).

Das Prinzip der Methode bedingt es, daß sie nur bei geschlosse-
nem Trommelfell anwendbar ist. Bei allen Formen der chronischen
Mittelohrentzündung mit einer Lochbildung im Trommelfell sind Aussagen über die Mittelohrdruckverhältnisse also nicht möglich, dafür
aber über die Durchgängigkeit der Ohrtrompete. Wird nämlich der
Druck im äußeren Gehörgang erhöht, kann dies zu einer Tubenspren-
gung führen. Der Druck, bei dem die Luft über die Tube entweicht, läßt
sich am Manometer (Druckmesser) ablesen.

Die Tympanometrie in der hier dargestellten Form gibt also
trotz eines geschlossenen Trommelfelles wichtige Informationen über
die mechanischen Verhältnisse im Mittelohr. Sie ist als ein objektives
Verfahren im Rahmen der Hördiagnostik aus der täglichen Routine des
HNO-Arztes nicht mehr wegzudenken.

**Messung der Reflexe des Steigbügelmuskels
(Stapediusreflex)**
Schon im Kapitel über die funktionelle Anatomie des Hörsystems ist dargestellt worden, daß das Trommelfell die Trennfläche zwischen äußerem Ohr und Mittelohr bildet und daß der Hammer am
Trommelfell fest angewachsen ist. Dieser wiederum ist gelenkig mit dem
Amboß verbunden, der seinerseits mit dem Steigbügel ein Gelenk bildet.
Damit besteht im Normalfall eine direkte, ununterbrochene Verbindung
vom Trommelfell zum Steigbügel, über die die Schallenergie über den
äußeren Gehörgang und das Trommelfell an die Mittelohrknöchelchen
weitergegeben wird. Es ist natürlich auch möglich, daß sich die Bewegung der Gehörknöchelchen in umgekehrter Richtung auf das Trommelfell auswirkt. Dies findet statt, wenn sich der kleine Muskel, der am
Steigbügel ansetzt (vgl. Kapitel ›Das Hören – eine Funktionsbeschreibung‹, S. 17 u. 18), durch einen Reflex zusammenzieht (Abb. 16). Dieser
Reflex tritt immer dann auf, wenn hohe Schallintensitäten auf das Ohr
treffen. Die Auslösung ist vom selben Ohr und vom Gegenohr her möglich. Mit der Methode der Impedanzmessung kann man diesen Reflex
objektiv erfassen. Wenn wir uns vereinfacht vorstellen, daß es durch das
Zusammenziehen des Steigbügelmuskels zu einer Bewegung des Steigbügels kommt, die sich über den Amboß und den Hammer auch auf das
Trommelfell überträgt und dieses dann einzieht, so resultiert dadurch
ein Druckabfall bei dem vorher konstant gehaltenen Druck im äußeren
Gehörgang.

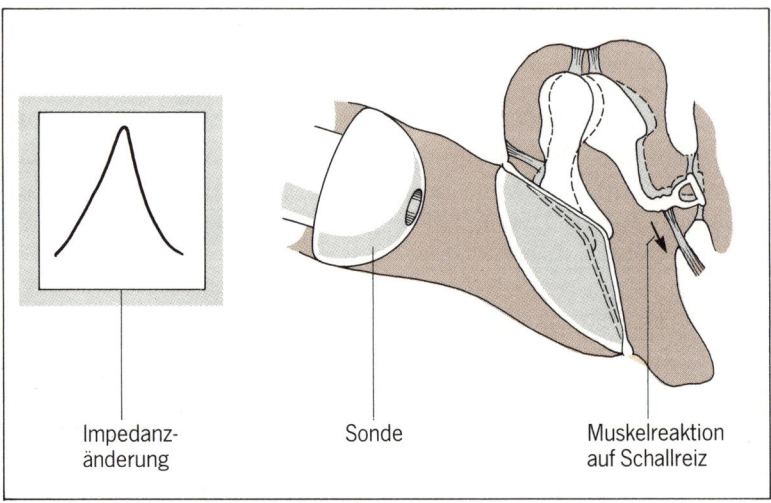

Abb. 16   Prinzip der Messung des Stapediusreflexes. Bei genügend hoher Lautstärke zieht
sich der Steigbügelmuskel zusammen, was sich auf die Gehörknöchelchen und
schließlich auch auf das Trommelfell überträgt. Ablesbar wird dies an der Änderung
des Trommelfellwiderstandes.

    Diese Druckänderung wird am Druckmesser (Manometer)
sichtbar und spiegelt also das Zusammenziehen des Steigbügelmuskels
wider. Durch diesen Reflex, dessen einzelne Schaltstationen noch nicht
vollständig bekannt sind, ist es nun möglich, alle an diesem Reflex
beteiligten Strukturen zu untersuchen (Abb. 17). Auf der Seite des Reizes bedeutet dies, daß man die Hörfähigkeit erfaßt, da ja der Reflex nur
beim Hören bestimmter Lautstärken ausgelöst wird. Bei starken
Schwerhörigkeiten ist er nicht mehr auslösbar. Die Störung, die zu einer
Auslöschung des Reflexes führt, kann natürlich auch am Hörnerven
liegen oder sogar im Hirnstamm. Dort erfolgt ja die Umschaltung auf
den Nerven, der den Steigbügelmuskel versorgt (Abb. 17). So wird sich
eine Störung im Hirnstammkerngebiet gleichfalls an der Nichtauslös-
barkeit des Reflexes bemerkbar machen. Erst recht gilt dies für den
Nerven, einen Ast des Gesichtsnerven (Nervus facialis), der die Steigbü-
gelmuskelkontraktionen bewirkt. Eine Gesichtsnervenlähmung hat in
vielen Fällen auch eine vorübergehende oder bleibende Aufhebung des
Steigbügelmuskelreflexes zur Folge. Und nicht zuletzt beeinträchtigen
mechanische Faktoren des Steigbügels selbst die Auslösbarkeit. Wenn

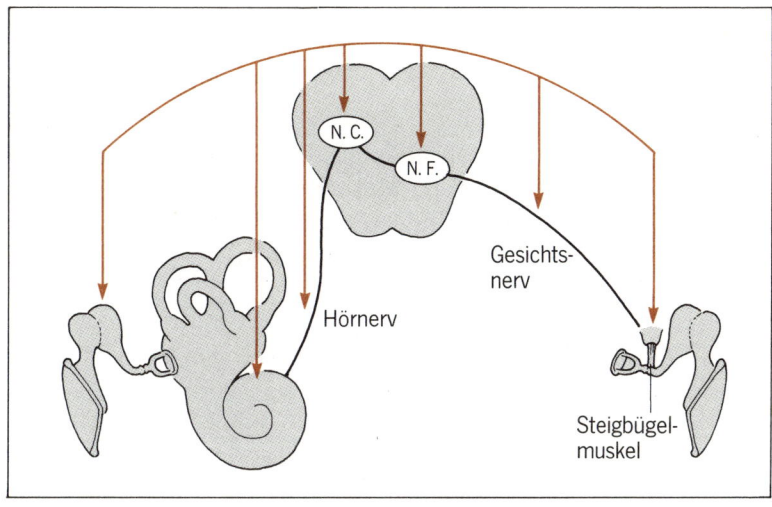

Abb. 17   Verschiedene Stationen des Steigbügelmuskelreflexes mit Hinweisen auf die Orte,
wo eine Schädigung zur Aufhebung des Reflexes führen kann.
Hörnerv, N. C. = Nervenkern der Schnecke im Hirnstamm, N. F. = Nervenkern des
Gesichtsmuskels im Hirnstamm

er nämlich wie bei einer Otosklerose (vgl. Kapitel ›Krankheitsbilder‹, S. 75 f.) im ovalen Fenster fixiert ist, kann auch bei normalem Gehör auf der Gegenseite zwar der Reflex bis zum Muskel normal ablaufen, der Steigbügel selbst läßt sich aber nicht bewegen. Der Reflex ist schließlich nicht auslösbar.

Bei der Auswertung ist zu berücksichtigen, daß die Messung des Reflexes des Steigbügelmuskels Information über mehrere Strukturen liefert. In Kombination mit anderen Hörprüfverfahren erhöht aber gerade die Messung des Steigbügelmuskelreflexes die Sicherheit der Hördiagnostik.

Anwendung findet diese Untersuchungstechnik vor allem bei Kindern, aber auch bei Erwachsenen mit fraglichen Innenohrschwerhörigkeiten. Bei der Problematik der kindlichen Schwerhörigkeit (vgl. Kapitel ›Krankheitsbilder‹, S. 97 f.) ist zu berücksichtigen, daß der Steigbügelmuskelreflex mit den handelsüblichen Geräten erst ab dem 7. oder 8. Lebensmonat auslösbar und meßbar wird. Das bedeutet aber nicht, daß Kinder in den ersten Lebensmonaten an einer Schwerhörigkeit leiden. Vielmehr hängt die Auslösbarkeit des Reflexes von normalen Reifungsvorgängen ab.

Die Impedanzprüfungen sind heutzutage eine in jeder HNO-ärztlichen Praxis vorhandene Methode für die Diagnostik von Hörstörungen, sie bedeuten bei Kindern und Erwachsenen eine wertvolle Erweiterung der diagnostischen Möglichkeiten.

—   *Akustisch ausgelöste Hirnstromänderungen*

Die Methode der akustisch ausgelösten Hirnstromänderungen zählt zu den objektiven Hörprüfungen und benutzt die an der Hörbahn während eines Schallreizes ablaufenden elektrischen Änderungen, die sich aus den Hirnstromkurven herauslesen lassen.

Im Kapitel ›Das Hören – eine Funktionsbeschreibung‹, S. 21 ist ausgeführt worden, daß der Hörvorgang, genauer gesagt, die Weiterleitung und Verarbeitung der Schallinformation ab dem Innenohr von elektrischen Phänomenen begleitet ist. Daraus läßt sich folgern, daß diese nach Schallreizen auftretenden sehr schwachen Spannungsunterschiede und Ströme bei entsprechender Verstärkung registriert werden können.

Seit einigen Jahrzehnten wird an dieser Technik gearbeitet. Sie hat einen Standard erreicht, der zwar Verbesserungen möglich erscheinen läßt, aber schon gegenwärtig Rückschlüsse auf das Hörvermögen eines Patienten zuläßt. Ein großer Vorteil dieser Methoden liegt vor allem darin, daß man während der Untersuchungen nicht auf die Mitarbeit des Patienten angewiesen ist. Aus diesem Grunde stehen diese Verfahren vor allem in der Abklärung kindlicher Schwerhörigkeiten im Vordergrund der Diagnostik.

Voraussetzung für die Durchführung der erwähnten Methoden ist es, Hirn- und Nervenaktivität registrieren zu können. Erstmalig gelang dies BERGER 1928 mit der Registrierung von Hirnströmen. Man nennt die von der Schädeloberfläche abgeleiteten Wellen ein »Elektroenzephalogramm« (EEG). Die so abgeleiteten Hirnströme erscheinen bereits im Ruhezustand sehr wirr und unübersichtlich und verändern ihr Wellenmuster bei Reizaufnahme und geistiger Aktivität. Erst über ein mit einem Computer durchgeführtes Rechenverfahren gelingt es, Antworten auf Schallreize aus dem Elektroenzephalogramm herauszulesen. Der entscheidende Vorgang besteht in einer Addition von gleichen Abschnitten der Hirnstromkurve, in denen die Reize immer zum selben Zeitpunkt gegeben wurden.

Es erscheint also vorstellbar, im Idealfall anhand typischer Wellenmuster den Weg des Schallreizes vom Innenohr bis zur Hirnrinde, wo die bewußte Hörempfindung stattfindet, zu verfolgen. Tatsächlich ist dies jedoch in dieser Form aus technischen Gründen so nicht möglich.

Man ist gegenwärtig daher schon sehr froh, bestimmte Teile der Hörbahn getrennt erfassen zu können. Man muß nämlich zur Registrierung früher Antworten andere Reiz- und Ableitverfahren benutzen als für Antworten, die erst später im Gehirn ablaufen. Für die klinische Untersuchung trennt man die akustisch ausgelösten Antworten nach ihrem zeitlichen Auftreten im Verhältnis zur Reizsetzung in frühe, mittlere und späte Antworten.

Der Bereich der frühen Reizantworten, zu denen auch die Ableitungen von der Innenohrwand gehören, umfaßt die Vorgänge von 1 ms bis 10 ms (Millisekunde = $\frac{1}{1000}$sekunde) nach Reizsetzung. Dies entspricht etwa der Gegend des Mittelhirns. In jedem Fall ist aber darin der Anteil des Innenohres, des Hörnerven und des Hirnstammes enthalten. Die früheren Reizantworten stellen gegenwärtig die wichtigste objektive Hörprüfung dar (Abb. 18).

Sie haben den Vorteil, daß sie sehr stabile Wellenzüge mit bekannten Laufzeiten besitzen. Auch wenn eine direkte Zuordnung von Wellen zu bestimmten Orten der Hörbahn nicht möglich ist, so gestattet die Auswertung der Laufzeiten dennoch eine Diagnostik sowohl im Innenohrbereich, aber auch bei Störungen des Hörnerven.

Die früheren Antworten sind so konstant, daß sie auch durch Beruhigungsmittel oder auch durch eine Narkose nicht beeinflußt wer-

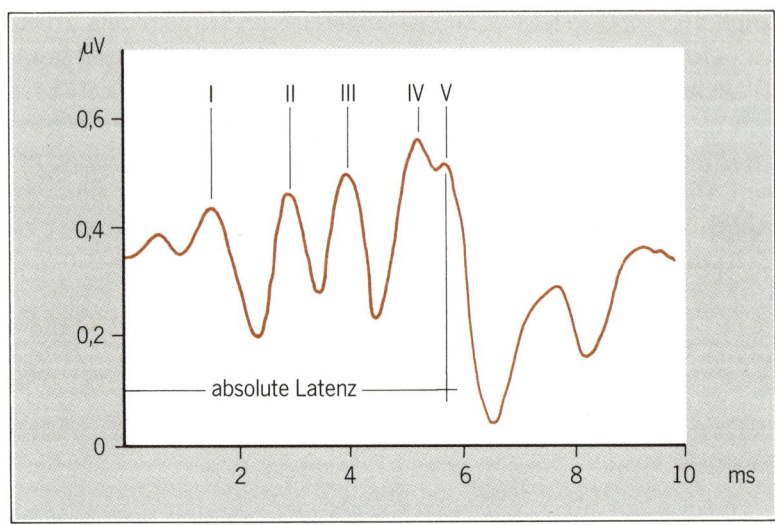

Abb. 18   Kurvenzug der frühen akustisch ausgelösten Potentiale. Die Latenz gibt den Zeitpunkt vom Beginn des Reizes bis zu seiner Antwort an.

den. Damit eröffnet sich der Vorteil, bei unruhigen Kindern diese Untersuchung nach Gabe dämpfender Medikamente, wenn nötig, sogar in
Narkose, durchzuführen.

Die mittleren Antworten sind noch nicht so gründlich untersucht, als daß sie als Routinemethode für die klinische Untersuchung
eingesetzt werden könnten. Hinzu kommt, daß sie von Muskelaktivitä-
ten überlagert werden, die eigentliche Antwort der Hörbahn nur schwer
herauszulesen ist.

Die späten Antworten waren, historisch gesehen, diejenigen,
die man zuerst abgeleitet hatte. Sie treten mit einer Verzögerung von
100 ms (Millisekunden) auf. Sie entsprechen der Antwort der Hirnrinde,
also der letzten Station der Hörbahn. Dem Vorteil, daß man Tonreize
verwenden kann und so Ergebnisse fast wie im Audiogramm erhält,
steht der Nachteil gegenüber, daß sie auf unterschiedliche Wachheits-
grade und auch auf Medikamente sehr empfindlich reagieren. Daher ist
es außerordentlich schwierig, stabile Antworten zu erhalten. Sie haben
sich letztlich in der Praxis nicht durchsetzen können.

Man kann zum gegenwärtigen Zeitpunkt feststellen, daß die frühen, durch akustische Reize ausgelösten Antworten die größte Bedeutung für die objektiven Hörprüfungen haben. Ihr Vorteil besteht eindeutig in den konstanten Laufzeiten, die sich nur unter bestimmten krankhaften Verhältnissen in typischer Weise ändern. Neben der Untersuchung der frühkindlichen und kindlichen Schwerhörigkeit liegt ein weiterer Schwerpunkt der Ableitung früher Antworten in der Diagnostik von Geschwülsten, die den Hörnerven schädigen und damit auch die Laufzeit der Erregung verlangsamen (vgl. Kapitel ›Krankheitsbilder Acusticusneurinom‹).

— Otoakustische Emissionen

Ein modernes Verfahren, dessen Entwicklung noch nicht abgeschlossen ist, gestattet es, über den Echoeffekt des Ohres das Hörvermögen abzuschätzen. Man weiß seit einigen Jahren, daß das Innenohr in erster Linie der Aufnahme und Umwandlung von Schallreizen dient, andererseits auch selbst, wenn auch in einem für den Menschen normalerweise unhörbaren Bereich, Schallenergie abstrahlt. Mit Hilfe empfindlicher Geräte ist es möglich, die ausgesandten Schallwellen (»Otoakustische Emissionen«), die an ein funktionsfähiges Innenohr, aber auch an eine intakte Schallzuleitung über das Mittelohr, geknüpft sind, zu messen. Obwohl manche Kliniken diese Methode schon häufig einsetzen, kann es gegenwärtig noch nicht als Routinemethode angesehen werden, zumal der Verdacht auf eine Hörstörung weitere Untersuchungen notwendig macht. Es handelt sich also um einen wichtigen Siebtest, der vor allem in der Frühdiagnostik frühkindlicher Hörstörungen seinen Platz hat.

— Ergänzende Untersuchungen

Die Diagnostik einer Hörstörung darf sich nicht allein auf die Untersuchung des Ohres und die Hörprüfungen beschränken. Schließlich geht es ja auch darum, die Ursache für die Schwerhörigkeit aufzuspüren, um möglichst diese und nicht nur das Symptom Schwerhörigkeit zu behandeln.

Je nach den bei der Grunduntersuchung auftretenden Verdachtszeichen sind noch zusätzliche Untersuchungen erforderlich. Ein mit dem Auftreten von Schwerhörigkeit häufig verbundenes Krankheitszeichen sind Ohrgeräusche. Hier sollte durch eine genaue Befragung und durch gezielte Untersuchungen versucht werden, den Zusammenhang mit der Schwerhörigkeit zu erfassen (vgl. GANZ, Ohrgeräusche, TRIAS 1989).

Im Innenohr liegt, dem Hörorgan benachbart, der Gleichgewichtsapparat. Daher ist es eine Notwendigkeit, bei allen Schwerhörigkeiten zu überprüfen, ob sich die verursachende Ohrerkrankung auch auf das Gleichgewichtssystem erstreckt (vgl. HAMANN/SCHWAB: Schwindel, TRIAS 1989). Zur weiteren Abklärung gehört nicht nur eine ausführliche Schilderung der Schwindelbeschwerden sondern auch die Untersuchung der Funktionen des Gleichgewichtssystems. Eine wichtige Rolle in der Untersuchung spielt die Beobachtung der Augenbewegungen, die eng mit dem Gleichgewichtssystem verknüpft sind. Zum Aufspüren krankhafter Augenbewegungen wird eine Lupenbrille (Abb. 19) benutzt. Bestimmte Ohrerkrankungen führen in seltenen Fällen zu einer Beteiligung des gleichfalls im Innenohr gelegenen Gleichgewichts-

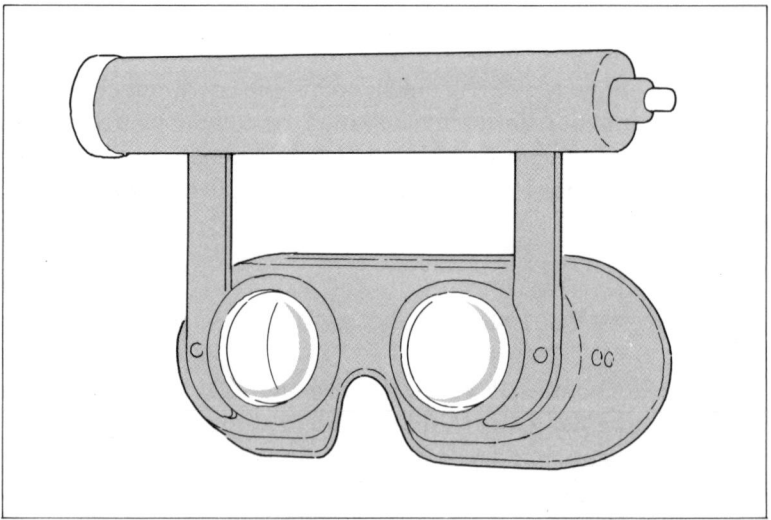

Abb. 19   Lupenbrille nach Frenzel zur besseren Erkennung krankhafter Augenrucke

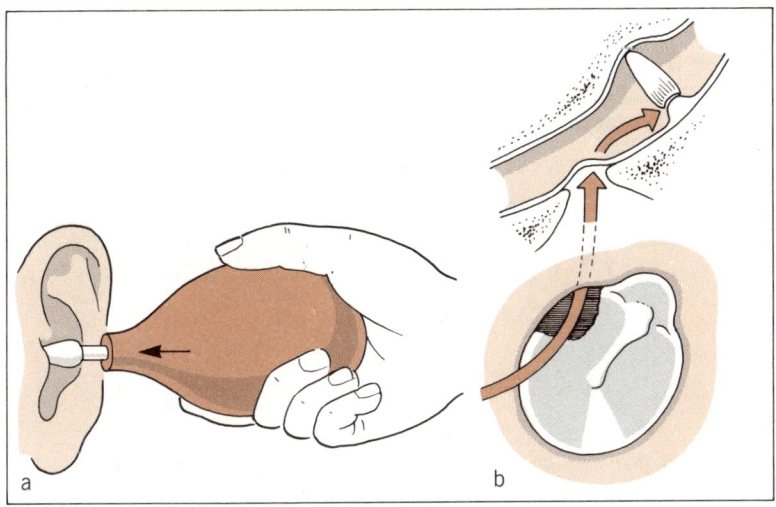

Abb. 20   Darstellung des Fistelsymptoms. Druck mit einem Ballon auf den äußeren Gehörgang und das Mittelohr (a), Weg des Luftdrucks bis zur Bogengangsfistel, was zu
einer Verbiegung der Gleichgewichtsfühler im Innenohr führt (b).

apparates. Dies kann man dadurch prüfen, daß man mit einem Ballon
(Politzer-Ballon) Druck auf das kranke Ohr ausübt. Wenn sich dann
krankhafte Augenbewegungen feststellen lassen, ist dies ein Beweis für
eine Beteiligung des Gleichgewichtsapparates (Fistelsymptom,
Abb. 20). Nicht selten führen Mittelohrerkrankungen, vor allem Entzündungen, zu einer Beteiligung des durch das Mittelohr laufenden
Gesichtsnerven (Nervus facialis). Spontan fällt bereits die Asymmetrie
im Gesicht auf, der Arzt wird aber gezielt Muskelbewegungen im Gesicht durchführen lassen, um das Ausmaß der Schädigung abzuschätzen. Weitere, apparative Untersuchungen werden entweder vom HNO-
Arzt oder meist vom Neurologen durchgeführt. Dazu zählen das Elektro-
myogramm (EMG), der Nervenerregbarkeitstest (NET), Geschmack-
sprüfungen und die Messung der Tränensekretion, die gleichfalls vom
Gesichtsnerven versorgt wird.

Besteht der Verdacht auf eine Erkrankung in den zentralen
Abschnitten der Hörbahn, ist eine neurologische Untersuchung erforderlich. Hier können Symptome aus der Nachbarschaft der zur Hörbahn
zählenden Hirnstrukturen wertvolle Hinweise auf den Ort der Schädi-

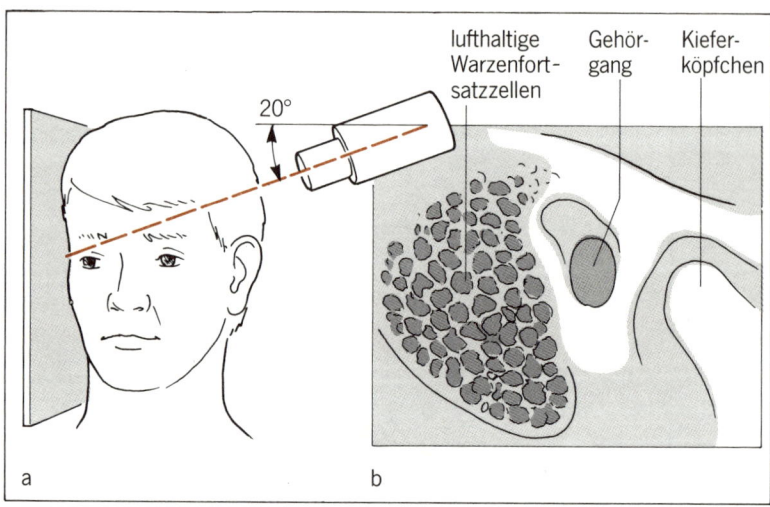

Abb. 21   Schematische Darstellung der Röntgenaufnahme nach Schüller, die den Warzenfortsatz, den Gehörgang und das Kiefergelenksköpfchen darstellt. Einstellung des Rönt-
gengerätes (a), Darstellung der im Röntgenbild erkennbaren Strukturen (b).

gung geben. Zur vollständigen Abklärung ist manchmal auch eine inter-
nistische Untersuchung mit dem Schwerpunkt in der Kreislauf- und
Stoffwechseldiagnostik nötig.

Ein wichtiger Bestandteil der Ohrdiagnostik ist die röntgenolo-
gische Darstellung von Strukturen des Mittelohres und der umgebenden
Strukturen wie des Warzenfortsatzes. Mit Hilfe der konventionellen
Röntgenbilder ist es möglich, wertvolle Anhaltspunkte für das Vorliegen
von entzündlichen Erkrankungen und ihrer Komplikationen zu erhalten (Abb. 21). Bei besonderen Fragestellungen sind weitere Untersuchungen mit Hilfe der Computertomographie und der Magnettomogra-
phie notwendig. Dies gilt vor allem für Schwerhörigkeiten, deren Ursache am Hörnerven, also im inneren Gehörgang vermutet wird. Mit Hilfe
besonderer Röntgentechniken ist die Darstellung sogar der Gehörknöchelchen möglich.

Bei allen Schwerhörigkeiten, die mit Ohrlaufen einhergehen,
sollte eine bakteriologische Untersuchung des Sekretes durchgeführt
werden, mit der die Erreger der Entzündung festzustellen sind. Nur so
kann eine gezielte Behandlung mit Antibiotika eingeleitet werden.

Krankheitsbilder

≡ Äußeres Ohr

= Mißbildungen

Mißbildungen des äußeren Ohres sind zwar selten, spielen aber eine wichtige Rolle in der Problematik der kindlichen Schwerhörigkeit.

Mißbildungen bekommen im Bereich des äußeren Ohres erst dann eine Bedeutung, wenn der äußere Gehörgang völlig verlegt oder nicht angelegt ist (sog. »Gehörgangsatresie«, Abb. 22). Nur dann tritt eine Schwerhörigkeit auf.

Mißbildungen des äußeren Ohres sind schon bei der einfachen Betrachtung leicht zu diagnostizieren. Wichtig ist es dann festzustellen, ob von der Mißbildung nur das äußere Ohr oder auch Teile des Mittelohres oder sogar des Innenohres betroffen sind. Im letzten Fall bestünde nämlich zusätzlich eine Schallempfindungsschwerhörigkeit, während bei Beteiligung des äußeren Ohres oder des Mittelohres eine Schalleitungsschwerhörigkeit vorliegt.

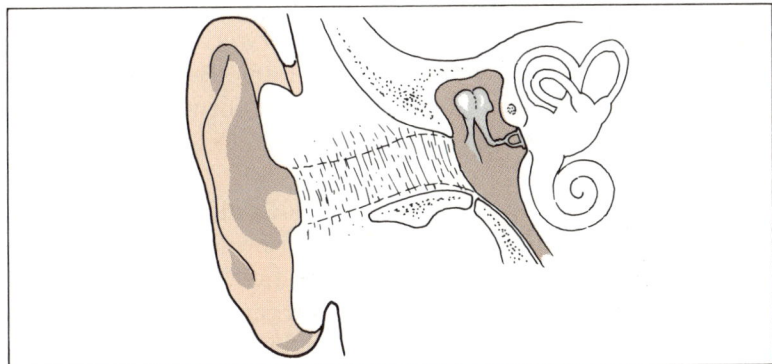

Abb. 22   Darstellung eines nicht angelegten äußeren Gehörganges (Gehörgangsatresie).

Für die Behandlung stellt sich zum einen die Frage, ob die Mißbildung einseitig oder beidseitig ist, zum anderen welche Teile des Ohres betroffen sind. Im Fall der einseitigen Mißbildung bei normalem Gehör auf der Gegenseite wird man aus Gründen der Hörverbesserung allein solange keine Behandlungsmaßnahmen vorschlagen, bis der Betroffene selbst in der Lage ist, sich dafür oder dagegen zu entscheiden. Es ist wichtig zu wissen, daß eine einseitige Mißbildung des äußeren Ohres mit Schwerhörigkeit kein ernstes Problem darstellt, solange die Gegenseite normal funktioniert. Für die normale geistige Entwicklung eines Kindes und seiner Intelligenz reicht eine Seite mit normalem Gehör aus. Langfristig ergibt sich eine Beeinträchtigung nur durch das aufgehobene Richtungsgehör und das eingeschränkte Sprachunterscheidungsvermögen. Diese Probleme können aber durch Einsatz eines speziellen Hörgerätes (CROS-Gerät, vgl. Kapitel ›Behandlung‹, S. 122) gemildert werden.

Im Fall der beidseitigen Mißbildung des äußeren Gehörganges bei erhaltener Innenohrfunktion wird man als ersten Schritt die Behinderung der Schalleitung durch Hörgeräte (vgl. Kapitel ›Hörgeräteversorgung‹, S. 113) korrigieren. Zu einem späteren Zeitpunkt, der nicht vor dem 5. oder 6. Lebensjahr liegen sollte, wird man entweder versuchen, operativ den äußeren Gehörgang und das Trommelfell anzulegen (vgl. Kapitel ›Gehörverbessernde Operationen‹, S. 105) oder einen Knochenleitungshörer in den Knochen hinter dem Ohr einzupflanzen.

Bleibt die Mißbildung auf das äußere Ohr beschränkt, lassen sich die Schwerhörigkeiten entweder apparativ oder operativ so gut versorgen, daß in diesen Fällen Spracherwerb möglich ist und damit auch eine Verständigung mit der Umgebung. Bei ausgeprägten Mißbildungen mit Mittelohrbeteiligungen kommt entweder eine operative Behandlung oder eine Hörgeräteversorgung in Frage.

Besonders schwierig gestaltet sich die Behandlung der Innenohrmißbildung, da hier nur möglicherweise vorhandene Rest des Innenohres oder eben der Hörnerv selbst für die Versorgung zur Verfügung stehen. Hörreste werden mit Hörgeräten genutzt, im höheren Lebensalter besteht für einige Patienten die Möglichkeit, durch direkte Reizung des Hörnerven über eingepflanzte Elektroden ein dem natürlichen Hören ähnlichen Vorgang in Gang zu setzen (s. S. 124).

Entzündungen des äußeren Ohres

Entzündungen des äußeren Ohres äußern sich an der Ohrmuschel meist als Ekzem oder haben ihren Sitz an der Haut des äußeren Gehörganges. Diese Entzündungen sind zwar sehr schmerzhaft, müssen aber letztlich als harmlos eingestuft werden.

Entzündungen der Ohrmuschelhaut werden, entsprechend den Vorschlägen der Hautärzte mit Salben, Farbstofflösungen oder Tropfen behandelt. Gefährlicher ist die Entzündung des Ohrmuschelknorpels, genauer gesagt, der Knorpelhaut, die mit starken Schmerzen zu einem Untergang des gesamten Ohrmuschelknorpels mit Entstellung führen kann. Hier kommt nur eine intensive Krankenhausbehandlung mit starken Antibiotika in Frage. Zur Schwerhörigkeit führen diese Erkrankungen nicht.

Die banale Entzündung der Haut des äußeren Gehörganges (Otitis externa) wird vom Patienten meist als Ohrschmerz bemerkt. Eine Schwerhörigkeit, natürlich eine Schalleitungsschwerhörigkeit, tritt erst dann auf, wenn der Gehörgang völlig zugeschwollen ist. Hier ist es für den untersuchenden Arzt leicht, durch Inspizieren des Ohres die richtige Diagnose zu stellen. Dieses Krankheitsbild kommt durch Bakterien zustande, die durch winzige Öffnungen in der Haut des Gehörganges in den Körper dringen. Wegen ihres gehäuften Auftretens in der Badesaison wird sie von manchen Ärzten auch als »Badeotitis« bezeichnet. Die Behandlung besteht symptomatisch im Abschwellen der Gehörgangshaut durch örtliche Maßnahmen. Im allgemeinen tritt der Erfolg rasch ein und damit auch die Wiederherstellung des ursprünglichen Hörvermögens. Nur in schweren Fällen, bei denen die genannte Behandlung nicht ausreicht, ist eine Antibiotikagabe notwendig, am besten unter Kenntnis des Erregers (bakteriologischer Abstrich).

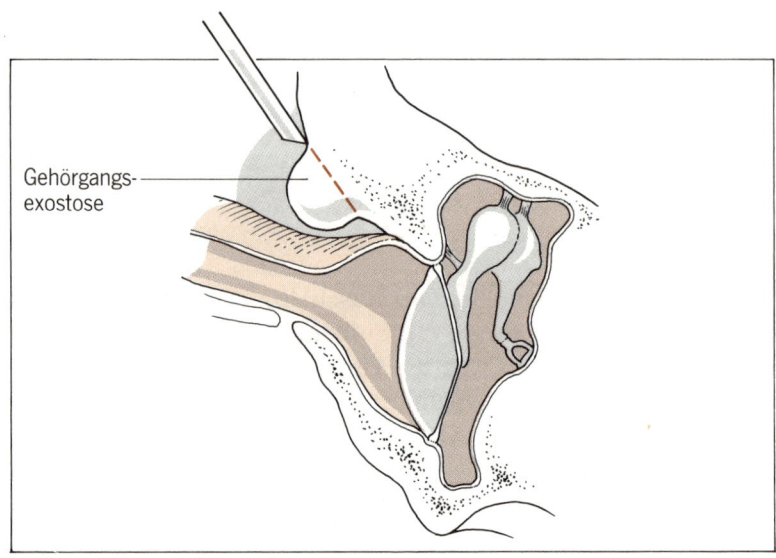

Gehörgangs-
exostose

Abb. 23   Gehörgangsexostose, das Abmeißeln erfolgt nach Ablösen des Gehörgangshautlappens.

Gehörgangsexostosen

Bei Gehörgangsexostosen handelt es sich um gutartige knöcherne Neubildungen im äußeren Gehörgang (Abb. 23).

Obwohl die genaue Ursache für das Auftreten von Gehörgangsexostosen nicht bekannt ist, sprechen klinische Erfahrungen dafür, daß der häufige Kontakt mit Wasser zu einer Irritation am Knochen führt, auf die der Knochen mit einer Verdickung reagiert. Gehörgangsexostosen werden nämlich besonders häufig bei Schwimmern und Tauchern gefunden. Auch hier gilt, daß nur die Exostosen, die den Gehörgang völlig verschließen, zu einer Schalleitungsschwerhörigkeit führen.

Als einzig sinnvolle Behandlung bietet sich die Operation an, die im Abmeißeln oder Herausbohren der knöchernen Verdickungen besteht. Dann ist auch die Prognose außerordentlich günstig.

— Ohrschmalzpfropf

Die häufigste Ursache für eine Schwerhörigkeit aufgrund eines krankhaften Vorgangs am äußeren Ohr ist zweifellos der Ohrschmalzpfropf (Cerumen).

Ohrschmalz ist eine *natürliche* Absonderung der Haut des äußeren Gehörgangs. Es wird durch besondere Drüsen gebildet und vermischt sich mit abgeschilferten Hautzellen.

Die Natur selbst hat Vorsorge getroffen, daß es nicht zu einer Verlegung des Gehörganges durch Ohrenschmalz kommt. Dafür sorgt ein Transportmechanismus, der vom Trommelfell und den trommelfellnahen Hautanteilen nach außen hin gerichtet ist. Beim Sprechen und beim Kauen treten langsame, aber dennoch nachweisbare nach außen gerichtete Bewegungen auf. Wenn man beispielsweise einen kleinen Farbtupfer auf das Trommelfell setzt und jeden Tag mit einer Kamera ein Foto aufnimmt, kann man verfolgen, wie der Farbklecks nach außen wandert.

Trotz dieser Kenntnisse führt ein offensichtlich übertriebenes Hygienebedürfnis viele Menschen dazu, selbst eine Gehörgangsreinigung vorzunehmen, obwohl dies eigentlich gar nicht nötig ist. Die Folge davon ist, daß Ohrschmalzanteile, die von allein herausfallen würden, in den Gehörgang geschoben werden und dort Pfröpfe bilden. Kommt es schließlich zum völligen Verschluß des äußeren Gehörganges, wie beispielsweise durch das Aufquellen des Ohrenschmalzes bei Wasserkontakt (Duschen), dann bemerkt der Patient eine Schwerhörigkeit, die er selbst nicht selten sogar als »Hörsturz« einstuft.

Die genaue Untersuchung des äußeren Gehörganges gibt schnell Aufschluß über die Ursache der Schwerhörigkeit. Die Behandlung besteht im Ausspülen (Abb. 24a) oder, wenn das Ohrenschmalz sehr stark verhärtet ist, in der instrumentellen Entfernung des Pfropfes (Abb. 24 b).

Der Ohrschmalzpfropf stellt medizinisch eigentlich kein Problem dar. Wichtiger erscheint die sachliche Aufklärung der Bevölkerung über die Natur des Ohrenschmalzes, über die Folgen der Gehörgangsreinigung und der möglichen Verletzungsgefahren.

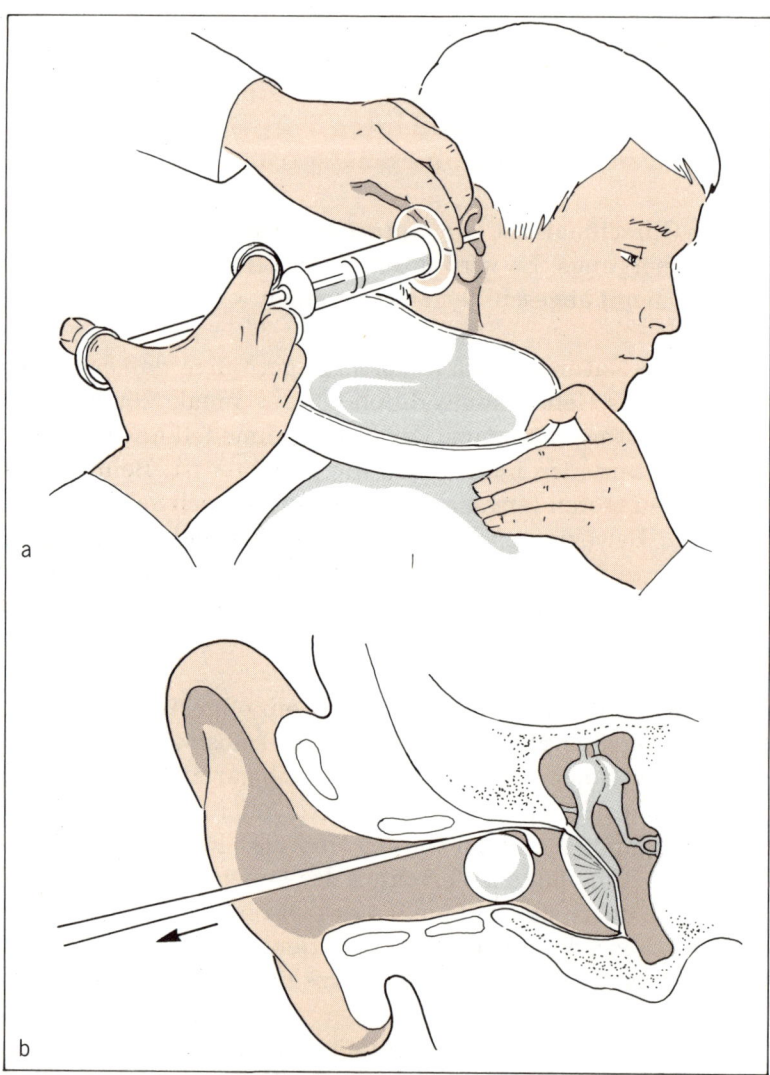

Abb. 24   Entfernung von Ohrschmalz oder eines Fremdkörpers aus dem äußeren Gehörgang.
Entfernung durch Spülung (a), Entfernung mit einem Häkchen (b).

Fremdkörper des äußeren Gehörganges

Besonders Kinder, seltener Erwachsene, neigen dazu, sich in spielerischer Absicht Fremdkörper wie Legobausteine, Erbsen, Weidenkätzchen oder auch Watte in das Ohr zu stecken. Häufig können diese Fremdkörper nicht mehr selbst entfernt werden. Der Verschluß des äußeren Gehörganges wird dann dramatisch als plötzlich auftretende Schwerhörigkeit bemerkt.

Nach der einfachen Diagnostik über die Gehörgangsinspektion wird der Fremdkörper am besten durch eine Ohrspülung (vgl. Abb. 24a) oder mittels eines Ohrhäkchens entfernt (vgl. Abb. 24b). Dieser Eingriff soll dem Spezialisten vorbehalten bleiben. Nach Entfernen des Fremdkörpers ist das Hörvermögen wieder normal.

Bereits an dieser Stelle muß eindringlich vor Manipulationen jeglicher Art am und im äußeren Gehörgang gewarnt werden, weil dabei nicht nur Verletzungen der Gehörgangshaut sondern auch am Trommelfell und an den Gehörknöchelchen gesetzt werden können.

Geschwülste des äußeren Ohres

Geschwülste des äußeren Ohres gehören zu den sehr seltenen Erkrankungen.

An der Ohrmuschel kann eine Hautkrebsgeschwulst auftreten, die im allgemeinen frühzeitig erkannt wird und durch eine entsprechende große Operation radikal entfernt werden muß.

Der Gehörgang kann aber auch einmal durch die Krebsgeschwulst völlig zuwachsen, so daß eine Schalleitungsschwerhörigkeit auftritt. Auch hier wird die Behandlung operativ sein. Die Prognose richtet sich nach der Ausdehnung der Krebserkrankung.

≡ Erkrankungen des Mittelohres

≡ Mißbildungen

**Mißbildungen des Mittelohres zählen zu den zwar selte-
nen aber interessanten Mittelohrerkrankungen, da bei
ihnen die Erfolgsaussichten durch eine operative Behandlung außerordentlich gut sind.**

Die Mißbildungen können sehr unterschiedlich ausgeprägt
sein. Manchmal handelt es sich nur um eine leichte Verknöcherung
eines Gelenkes zwischen den Gehörknöchelchen, in anderen Fällen sind
Gehörknöchelchen nur unvollständig angelegt oder so verformt, daß sie
nicht funktionstüchtig sind.

Die Art der Störung läßt sich meist erst bei der Operation
bestimmen, da die Untersuchung des Trommelfells nur in Ausnahmefällen Hinweise auf eine Mittelohrmißbildung gibt. Recht selten besteht die
Möglichkeit, durch aufwendige Röntgenuntersuchungen wie die
Schichtdarstellung der Gehörknöchelchen schon die richtige Diagnose
zu stellen.

Die Hörprüfungen ergeben zwar eine Mittelohrschwerhörigkeit, eine genaue Zuordnung zur einzelnen Störung läßt sich jedoch
nicht erzielen, da beispielsweise eine Otosklerose (s. u.) ähnliche audio-
logische Befunde aufweist.

Daher ist bei einer unklaren Schalleitungsschwerhörigkeit
trotz normalem Trommelfellbefund immer eine Eröffnung und Kontrol-
le der Mittelohrräume zu empfehlen. Natürlich muß der Patient vor der
Operation über die Möglichkeit einer Mißbildung und deren operativer
Versorgung aufgeklärt werden. Je nach Ausmaß der Mißbildung kommt
eine Technik der gehörverbessernden Operationen (vgl. Kapitel ›Gehörverbessernde Operationen‹) als Behandlung in Frage. Die Erfolgschan-
cen sind dann recht hoch, wenn zusätzliche entzündliche Faktoren fehlen.

Verletzungen des Trommelfelles und des Mittelohres

Trommelfell und Mittelohr können durch Verletzungen auf verschiedene Art und Weise in Mitleidenschaft gezogen werden. Dank der mikrochirurgischen Behandlungsmethoden sind die Heilungschancen sehr gut.

Wie bereits erwähnt (s. S. 61), ist die selbständige Reinigung des äußeren Gehörganges gefährlich. Nicht nur, daß es zur Bildung von Ohrschmalzpfröpfen kommen kann, vielmehr können auch Verletzungen gesetzt werden, die das Trommelfell oder sogar die Gehörknöchelchenkette zerstören. Manchmal wird in spielerischer Absicht mit Haarnadeln oder Büroklammern im äußeren Gehörgang hantiert, eine unbedachte Bewegung kann verheerende Folgen haben.

Bereits die Verletzung des Trommelfells führt im allgemeinen zu einer mehr oder weniger starken Schwerhörigkeit (Schalleitungsschwerhörigkeit). Als Ursachen kommen neben Selbstverschulden auch andere Gewalteinwirkungen wie Druck durch eine Backpfeife, Arbeitsgeräte oder starke Druckunterschiede in Frage. Gefürchtet ist die Schweißperlenverletzung, da sie nicht nur das Trommelfell zerstört sondern auch noch die Schleimhaut des Mittelohres meist so schädigt, daß es zu langwierigem Ohrlaufen kommt, das auch durch operative Maßnahmen nur schwer auszuheilen ist (Abb. 25).

Treten starke Luftdruckunterschiede zwischen Mittelohr und äußerem Gehörgang auf wie beim Landen eines Flugzeuges oder durch eine Explosion, kann dies zu Zerreißungen am Trommelfell führen. Sie werden noch begünstigt durch eine ungenügende Belüftung der Mittelohrräume oder eine dünne Narbe am Trommelfell. Je nach Gewalteinwirkung beschränken sich die Verletzungen nicht nur auf das Trommelfell sondern erreichen auch die Gehörknöchelchenkette, was den Grad der Schwerhörigkeit verstärkt.

Natürlich muß bei schweren Schädelverletzungen, besonders bei Schädelbasisbrüchen, mit der Möglichkeit einer Mittelohrbeteiligung gerechnet werden. Bei den Schädelbasislängsbrüchen kommt es nicht selten zu Einreißungen des Trommelfells und zu Ausrenkungen

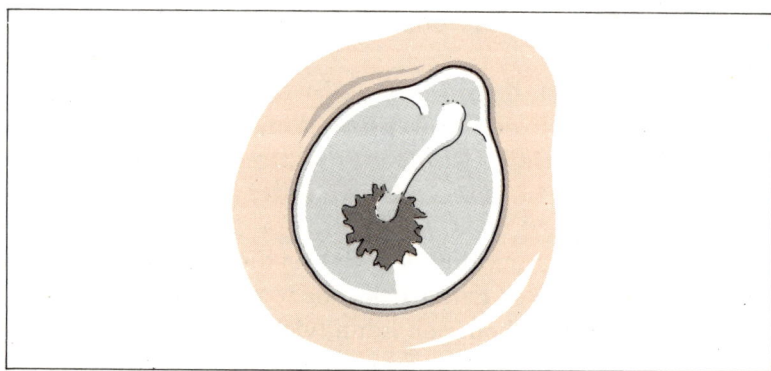

Abb. 25   Verletzungsbedingtes Loch im Trommelfell

der Gehörknöchelchenkette, ja sogar zu Brüchen der Gehörknöchelchen. Es gibt aber auch Fälle, in denen das Trommelfell selbst nicht verletzt worden ist, die Gehörknöchelchen dennoch zerstört sind.

Die Ursache ist durch das in den meisten Fällen bekannte Unfallereignis leicht festzustellen. Zusätzliche Auskunft gibt die Untersuchung des Trommelfells. Zerreißungen, Löcher (Abb. 25) und blutunterlaufene Zonen sind die typischen Befunde. Über das Ausmaß der Hörstörung informiert dann die Hörprüfung.

Die Behandlung der Mittelohrverletzungen richtet sich nach ihrem Umfang.

Ist nur das Trommelfell selbst verletzt, wird eine Trommelfellschienung vorgenommen. Dabei wird unter einem Mikroskop das Loch im Trommelfell aufgesucht, die zerstörten Ränder möglichst in die Trommelfellebene gebracht und eine Folie von außen über den Defekt gelegt. Da auch das Trommelfell wie andere Teile des Körpers über die Fähigkeit zur Wundheilung verfügt, wird dem Gewebe durch die Schienung der richtige Weg zur Narbenbildung und damit zum Zusammenwachsen gewiesen (Abb. 25). Mit diesem Vorgehen, das möglichst schnell nach dem Unfallereignis erfolgen sollte, erreicht man eine Ausheilung von über 90%. Gelingt mit der Trommelfellschienung nicht der endgültige Verschluß, so muß er nach einiger Zeit des Abwartens operativ durchgeführt werden (vgl. Kapitel ›Gehörverbessernde Operationen‹, S. 105).

Ist es bei der Mittelohrverletzung zu einer Schädigung der Gehörknöchelchenfunktion gekommen, besteht allein die Möglichkeit, über eine Operation das Gehör wieder herzustellen. Entweder lassen sich verlagerte Gehörknöchelchen in ihre ursprüngliche Position bringen oder müssen vom Ohrchirurgen ersetzt werden.

Insgesamt sind die Aussichten, die auf eine Mittelohrverletzung zurückzuführende Schwerhörigkeit zu verbessern oder vollständig zu beseitigen, gut, da allgemeine schädigende Faktoren wie bei der chronischen Mittelohrentzündung fehlen.

Tubenkatarrh, Paukenhöhlenerguß

Wenn die Ohrtrompete (Tuba Eustachii) ihrer Funktion, nämlich der Belüftung des Mittelohres, nicht ausreichend nachkommt, führt dies zu einem Unterdruck im Mittelohr (Tubenkatarrh) und damit letztlich zu einer Mittelohrschwerhörigkeit. In hartnäckigen Fällen kann sogar ein Paukenhöhlenerguß auftreten.

Durch die Ohrtrompete (Tuba Eustachii), dem Verbindungskanal zwischen Nasenrachenraum und Mittelohr, ist normalerweise sichergestellt, daß ausreichend Luft beim Sprechen und beim Kauen in die Mittelohrhohlräume gepumpt wird. Damit wird erreicht, daß vor und hinter dem Trommelfell gleiche Luftdruckverhältnisse herrschen.

Die Schwingungsfähigkeit der Gehörknöchelchenkette ist dann optimal. Ist jedoch die Schleimhaut der Ohrtrompete entzündungsbedingt verdickt, beispielsweise bei einem Schnupfen, kann nicht mehr ausreichend Luft die Tube passieren, es kommt zu einer mangelnden Belüftung der Mittelohrräume. Da aber die Schleimhaut des Mittelohres laufend Luftteile aufnimmt, entsteht ein Unterdruck. Die Folge davon ist, daß durch das eingezogene Trommelfell eine Versteifung der Gehörknöchelchenkette eintritt, die Beweglichkeit also eingeschränkt ist. Der Patient bemerkt dies als Schwerhörigkeit.

Meist weisen die typischen Beschwerden des Patienten, eine Schwerhörigkeit in Verbindung mit einem Schnupfen, den Weg zur Diagnose. Der HNO-Arzt erkennt bei der Trommelfelluntersuchung, daß es eingezogen ist. Letzten Aufschluß gibt neben der im Tonschwellenaudiogramm festgestellten Schalleitungsschwerhörigkeit das Tympanogramm, das negative Drucke im Mittelohr anzeigt oder sogar eine abgeflachte Kurve als Ausdruck eines Mittelohrergusses (Abb. 15, S. 43).

Die Mittelohrschleimhaut, die, wie ihr Name schon ausdrückt, Schleim produziert, kann diese natürliche, für die Reinigung so wichtige Absonderung nicht über die Tube in den Nasenrachenraum abgeben. Es kommt zu einem Stau, der wiederum zu einer Bewegungseinschränkung des Trommelfelles und der Gehörknöchelchenkette führt (Abb. 26). Auch hier ist die Folge eine Mittelohrschwerhörigkeit.

Aufgrund dieser Krankheitsmechanismen muß es das Behandlungsziel sein, die Funktion der Tube (Ohrtrompete) wieder in Gang zu bringen. Eine Möglichkeit dazu besteht in der Gabe von abschwellenden Nasentropfen, die bei richtiger Anwendung den Ausführungsgang der Ohrtrompete zum Nasenrachenraum erweitern. Andere abschwellende Maßnahmen sind möglich, aber nicht immer so prompt erfolgreich.

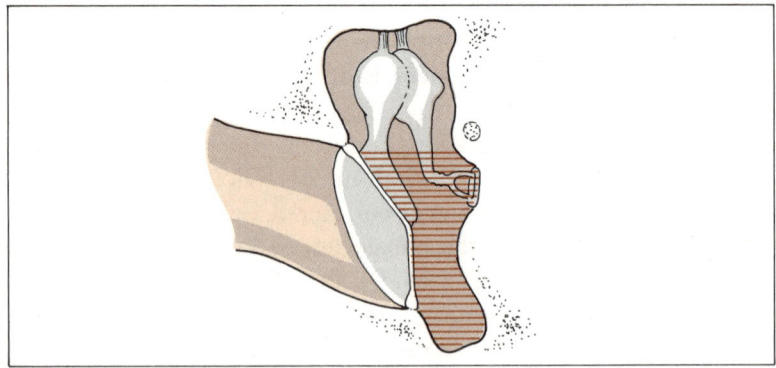

Abb. 26   Erguß im Mittelohr

Wenn sich erweist, daß es unter dieser Behandlung nicht zu einer Ausheilung der Schwerhörigkeit kommt, ist eine Eröffnung des Trommelfelles von der Gehörgangsseite aus notwendig. Dieser kleine Eingriff (Paracentese), bei dem unter dem Mikroskop ein winziger Schlitz in das Trommelfell gelegt wird, ermöglicht nicht nur einen Druckausgleich sondern auch das Absaugen von eventuell vorhandenem Sekret. In hartnäckigen und wiederholten Fällen kann man über diesen kleinen Schnitt auch ein Belüftungsröhrchen einführen (Abb. 27b + c).

So wird sichergestellt, daß die im Mittelohr vorhandene Flüssigkeit abgesaugt wird und daß vor und hinter dem Trommelfell gleiche Luftdruckverhältnisse herrschen. Damit ist die bei Tubenkatarrh und Paukenhöhlenerguß entstandene Schwerhörigkeit zunächst einmal beseitigt. Paukenhöhlenröhrchen sollen mindestens 6 Monate im Trommelfell liegen bleiben. Während dieser Zeit besteht als einzige Einschränkung ein Badeverbot, da über eingedrungenes Wasser Bakterien verschleppt werden können, zum anderen aber auch durch das Eindringen kalten Wassers unnatürliche Reizungen des Gleichgewichtsorgans vorkommen können. Sind die Röhrchen innerhalb der 6-Monatsfrist

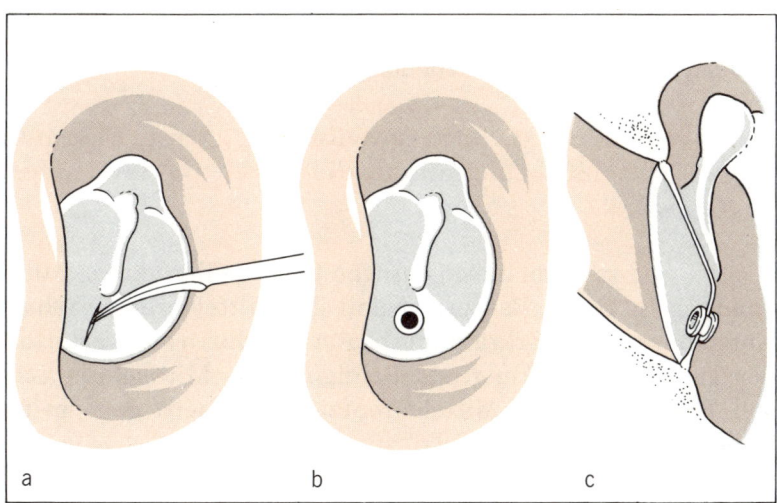

Abb. 27   Schlitzung des Trommelfelles (a), Paukenhöhlenröhrchen an typischer Stelle (b), Paukenhöhlenröhrchen im Trommelfell in seitlicher Ansicht (c)

nicht spontan abgestoßen worden, lassen sie sich ohne aufwendige Betäubungsmaßnahmen entfernen. Das durch das Einlegen der Röhrchen entstandene Loch im Trommelfell heilt im allgemeinen spontan zu.

Eine häufige Ursache für wiederholten Tubenkatarrh oder Mittelohrerguß im Kindesalter ist die Verlegung der Tubenausführungsgänge im Nasenrachenraum durch adenoide Vegetationen, im Volksmund als Polypen bezeichnet. Der Ausdruck »Polypen« ist im medizinischen Sinne nicht richtig, vielmehr handelt es sich um vergrößertes Lymphgewebe im Nasenrachenraum. Für die vollständige Ausheilung eines wiederholten Tubenkatarrhs ist die Entfernung der »Polypen« (Adenotomie) Voraussetzung.

Langfristig gesehen sind die Erfolgsaussichten durch diese kleine Operation für eine Dauerheilung sehr gut. Daher sollten nicht wiederholte Behandlungsversuche mit Penicillin oder ähnlichen Medikamenten die eigentliche, sinnvolle Behandlung verzögern.

Im Erwachsenenalter muß bei Vorliegen eines Tubenkatarrhs an die seltene Möglichkeit gedacht werden, daß der Nasenrachenraum durch eine Geschwulst verlegt ist.

━━ Akute Mittelohrentzündung

Die akute Mittelohrentzündung ist eine Erkrankung der Mittelohrschleimhaut, die durch Bakterien verursacht wird.

Selbst wenn die eigentliche Ursache der akuten Mittelohrentzündung in einem Bakterienbefall des Mittelohres besteht, wird die Entstehung dieser Erkrankung begünstigt durch eine gestörte Funktion der Tube, die Belüftung und Reinigung des Mittelohres sicherstellen soll. So ist die akute Mittelohrentzündung meist gekoppelt an einen Tubenkatarrh.

Die Patienten klagen in typischer Weise über Ohrenschmerzen, die sie weit in das Ohr lokalisieren. Der HNO-Arzt erkennt als Zeichen

der Mittelohrentzündung ein gerötetes Trommelfell. Manchmal wird
sogar das Trommelfell durch den zusätzlich vorhandenen Erguß vorge-
wölbt. Einige Patienten berichten, daß sich die Schmerzen schlagartig
gebessert hätten, nachdem ein wenig Flüssigkeit aus dem Ohr gelaufen
sei. Eine solche Schilderung deutet darauf hin, daß der Mittelohrerguß
durch ein spontanes Platzen des Trommelfelles abgelaufen ist. Bei der
Untersuchung findet sich dann Flüssigkeit im Gehörgang, die mehr oder
weniger eitrig sein kann.

Die Hörprüfungen ergeben eine Schalleitungsschwerhörigkeit.

Die Behandlung ist zum einen gegen die die Krankheit verursachenden Bakterien gerichtet, zum anderen auf eine Verbesserung des
natürlichen Reinigungsmechanismus über die Tube. Der Bakterienbe-
kämpfung dienen Antibiotika wie Penicillin, der Wiederherstellung der
Tubenfunktion abschwellende Nasentropfen. Bei sicher nachgewiese-
nem Erguß und entsprechend starkem Schmerzbild wird man einen
kleinen Schnitt in das Trommelfell legen (Paracentese), um den Erguß
abzusaugen und dem Patienten die heftigen Schmerzen zu nehmen
(Abb. 27a).

Die Gabe von Ohrentropfen ist bei der akuten Mittelohrentzündung nicht sinnvoll, da sie wegen des geschlossenen Trommelfells den
Ort der Erkrankung nicht erreichen. Unter Befolgung der genannten
Behandlungsprinzipien ist die Prognose der akuten Mittelohrentzündung außerordentlich gut. Selbst kleine verbleibende Narben am Trommelfell führen nicht zu andauernden Schwerhörigkeiten.

Zu den Komplikationen der akuten Mittelohrentzündung gehören alle die Krankheitsbilder, bei denen die dem Mittelohr benachbarten
Strukturen beteiligt sind (Abb. 28). Zu diesen insgesamt seltenen Komplikationen zählt die Einschmelzung des Warzenfortsatzes (Mastoidi-
tis), des Knochens hinter dem Mittelohr. In den kleinen Zellen dieses
Knochens sammelt sich Flüssigkeit an, die, wenn sie eitrig ist, die
Struktur des Knochens auflösen und als Abszeß entweder nach außen
durchbrechen kann oder aber nach innen zum Gehirn. Während die
akute Warzenfortsatzentzündung in den Zeiten, als es noch keine Antibiotika gab, eine gefürchtete Komplikation war, ist sie heute kaum noch

zu beobachten. Bei anderen Verlaufsformen kann einmal der Gesichtsnerv beteiligt sein, was sich als Lähmung äußert, oder aber das Innenohr, was sich durch eine Innenohrschwerhörigkeit oder eine Gleichge-
wichtsstörung bemerkbar macht.

Nur die rechtzeitige Diagnose und die operative Behandlung
(Antrotomie/Mastoidektomie), die in einer Ausräumung der erkrankten
Knochenzellen besteht, kann diese Komplikation zur Ausheilung brin-
gen und lebensbedrohliche Folgen vermeiden.

═ Chronische Mittelohrentzündung

**Bei der chronischen Mittelohrentzündung handelt es
sich um ein eigenständiges Krankheitsbild, das nicht als
Folge einer akuten Mittelohrentzündung entsteht. Sie
ist gekennzeichnet durch einen Defekt im Trommelfell,
unterschiedlich stark ausgeprägter Schwerhörigkeit
und akutem Aufflackern entzündlicher Zeichen wie
Schmerzen und Ohrenlaufen in unbestimmten Abständen.**

An der Entstehung der chronischen Mittelohrentzündung ist
entscheidend ein konstitutioneller Faktor beteiligt, also eine angebore-
ne Gewebsschwäche. Ohne daß bis heute der genaue Zusammenhang
aufgeklärt ist, besteht eine Verbindung zwischen der mangelhaft ausgeprägten Luftfüllung der Knochenzellen im Warzenfortsatz und dem
Auftreten der Erkrankung. Das bedeutet aber nicht, daß jeder Mensch
mit einer eingeschränkten Luftfüllung des Warzenfortsatzes an einer
chronischen Mittelohrentzündung erkrankt. Andererseits findet sich
praktisch bei jedem Patienten mit einer chronischen Mittelohrentzündung dieser im Röntgenbild leicht nachweisbare Befund. Wahrscheinlich müssen noch andere Faktoren hinzukommen, damit die Krankheit
zum Ausbruch kommt.

Die chronische Mittelohrentzündung kann über Jahre stumm
verlaufen, das heißt ohne Auftreten von Beschwerden.

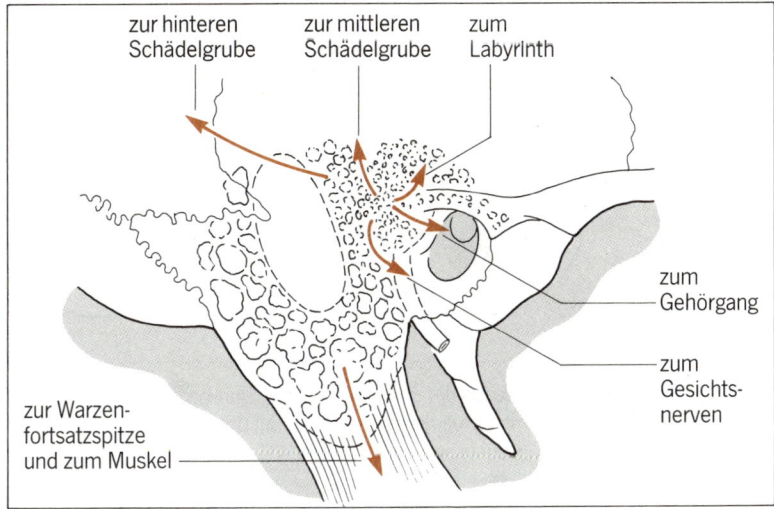

zur hinteren Schädelgrube

zur mittleren Schädelgrube

zum Labyrinth

zum Gehörgang

zum Gesichtsnerven

zur Warzenfortsatzspitze und zum Muskel

Abb. 28   Wichtige Komplikationswege der akuten Warzenfortsatzentzündung.

Grundsätzlich muß man 2 Formen der chronischen Mittelohrentzündung trennen, für die sowohl die Behandlung als auch die Prognose unterschiedlich sind:

– Die chronische Mittelohrentzündung mit *mittelständigem* Trommelfelldefekt (Abb. 29a) und
– die chronische Mittelohrentzündung mit *randständigem* Trommelfelldefekt (Abb. 29b).

———   *Chronische Mittelohrentzündung mit mittelständigem Trommelfelldefekt*

Die chronische Mittelohrentzündung mit mittelständigem Trommelfelldefekt gilt als die harmlosere Form der chronischen Entzündung.

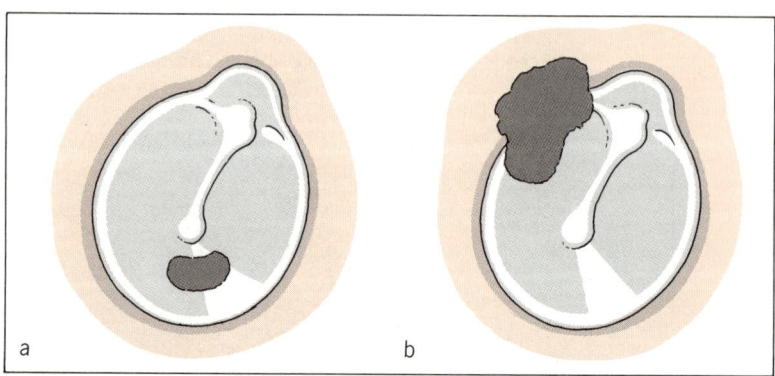

Abb. 29   Trommelfellbefunde bei der chronischen Mittelohrentzündung. Chronische Mittelohrentzündung mit mittelständigem Defekt (a), Chronische Mittelohrentzündung mit
randständigem Trommelfelldefekt (b).

Wie es der Name schon ausdrückt, besteht ein Loch im Trommelfell, das jedoch den Rand zum Knochen hin nicht erreicht (Abb. 29a).
Das bedeutet, daß der Entzündungsvorgang auf die Schleimhaut beschränkt bleibt.

Der Patient bemerkt an Beschwerden eine Schwerhörigkeit, bei
akutem Aufflackern des chronischen Krankheitsprozesses Ohrlaufen,
dagegen Schmerzen im allgemeinen nicht.

Für den Ohrenarzt ist häufig bereits am Geruch der abgesonderten Flüssigkeit zu unterscheiden, ob es sich um eine Schleimhauteiterung, die keinen unangenehmen Geruch aufweist, oder um eine Knocheneiterung, bei der ein unangenehmer Geruch auffällt, handelt. Die
Diagnose wird natürlich mit der Ohruntersuchung gestellt, am besten
durchgeführt mit dem Mikroskop.

Bei den Hörprüfungen findet man eine Schalleitungsschwerhörigkeit, die jedoch nicht so stark ausgeprägt ist, da die Gehörknöchelchen meist intakt bleiben.

Als sinnvolle Behandlung kommt nur die operative Versorgung durch eine »Tympanoplastik« in Frage (vgl. Kapitel ›Gehörverbessernde Operationen‹, S. 104). Allein zur Beseitigung des akuten Schubes sind Ohrentropfen und eventuell Antibiotika ausreichend.

Chronische Mittelohrentzündung mit randständigem Defekt

Die chronische Mittelohrentzündung mit randständiger Perforation ist eine tückische Form der Mittelohrentzündung. Dadurch, daß der Defekt im Trommelfell die knöcherne Grenze erreicht (Abb. 29 b), kommt es zu einer Mitreaktion des Knochens. Die resultierende Knocheneiterung frißt sich weiter in den Schädelknochen hinein, kann die Gehörknöchelchen erreichen, aber auch die knöchernen Begrenzungen zu den Innenohrstrukturen wie die Schnecke, den horizontalen Bogengang des Gleichgewichtorgans oder auch die knöcherne Schale des Gesichtsnerven. Wegen dieser Komplikationsmöglichkeiten ist die chronische Mittelohrentzündung mit randständigem Defekt sehr gefürchtet.

Durch den randständigen Defekt kommt es zum Einwachsen von Gehörgangshaut in die Mittelohrräume. Dieser Vorgang unterstützt noch das entzündliche Krankheitsgeschehen.

Den Patienten führen die Schwerhörigkeit und/oder das chronische Ohrlaufen zum Arzt. Bei der HNO-ärztlichen Untersuchung fällt bereits der typische, üble Geruch der Knocheneiterung auf. Nach Reinigen des Gehörganges erkennt der HNO-Arzt dann bei der Untersuchung oder unter dem Mikroskop deutlich den randständigen Defekt am Trommelfell. Häufig ist es durch die eingewachsene Gehörgangshaut zu einem »Cholesteatom« (Perlgeschwulst) gekommen. Neben den matten Trommelfellanteilen erscheint diese gutartige, entzündlich bedingte Geschwulst silbrig glänzend (Abb. 30). Sie hat ihren Namen Cholesteatom wegen des hohen Cholesterinanteiles erhalten, der jedoch mit der Krankheitsursache keine erkennbare Beziehung hat.

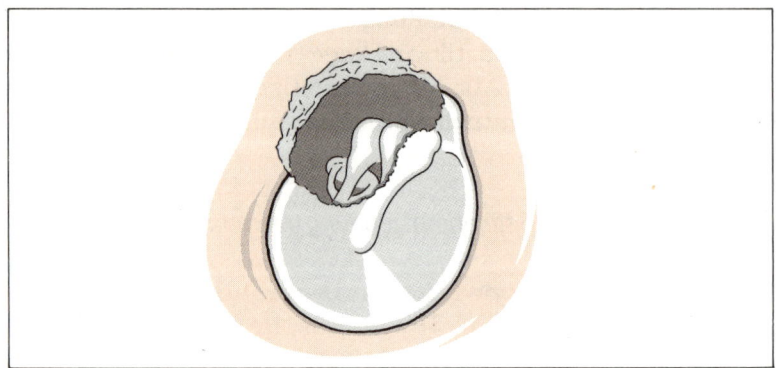

Abb. 30   Perlgeschwulst (Cholesteatom), Gehörknöchelchen teilweise sichtbar

Je nach Ausdehnung der Entzündung und Befall der Gehörknöchelchen ist die Schalleitungsschwerhörigkeit mehr oder weniger stark
ausgeprägt. Die Hörprüfungen, vor allem das Tonschwellenaudiogramm, geben darüber Auskunft.

Bei einer chronischen Mittelohrentzündung mit randständigem
Defekt muß auch geprüft werden, ob bereits eine Beteiligung des Gleichgewichtsorgans oder des Gesichtsnerven vorliegt. Der Arzt prüft dann
das Fistelsymptom (s. S. 53). Erhöht man mit einem aufgesetzten Ballon
den Luftdruck auf das Mittelohr, so treten beim Vorliegen einer Fistel an
der knöchernen Begrenzung des Gleichgewichtsorgans als Reflexant-
wort typische Augenrucke auf (Abb. 20). Der so geführte Nachweis einer
Fistel zwingt zur schnellen Operation. Die Funktionen des Gesichtsnerven lassen sich durch Willkürbewegungen testen.

Es kann auch vorkommen, daß sich Patienten wegen der
Schwindelbeschwerden an den HNO-Arzt wenden, der dann die Diagnose einer chronischen Mittelohrentzündung stellen muß, bei der die Beteiligung des Gleichgewichtsorgans zum Hauptkrankheitszeichen geworden ist.

Auch die Behandlung der chronischen Mittelohrentzündung
mit randständigem Defekt ist ausschließlich operativ (vgl. Kapitel ›Gehörverbessernde Operationen‹, S. 104). Wünschenswert ist es, daß die

Operation nicht im Zustand des akuten Aufflackerns, also bei laufendem Ohr, sondern in einem stummen Intervall vorgenommen wird. Dazu dient die Vorbehandlung mit Ohrentropfen. Manchmal muß sie sogar mit anderen Medikamenten wie Antibiotika unterstützt werden.

Trotz der modernen mikrochirurgischen Techniken bei gehörverbessernden Operationen kann die Problematik der chronischen Mittelohrentzündung noch nicht als gelöst betrachtet werden. Bis jetzt ist es nämlich nicht möglich, den eigentlichen verursachenden, konstitutionellen Faktor zu behandeln. Daher sind die Erfolgszahlen auch nicht so hoch wie bei anderen gehörverbessernden Operationen. Dem Patienten muß klar sein, daß er an einer chronischen, also langwierigen Erkrankung leidet, die unter Umständen mehrere Operationen notwendig macht.

Da auch in der gegenwärtigen Zeit immer noch zahlreiche Komplikationsmöglichkeiten bestehen, bedarf der Patient mit einer chronischen Mittelohrentzündung einer besonders regelmäßigen Überwachung beim HNO-Arzt.

Otosklerose

Der Krankheitsprozeß der Otosklerose besteht in einem knöchernen Umbauvorgang am Übergang des Mittelohres (Abb. 31) zum Innenohr mit dem Ergebnis einer Schalleitungsschwerhörigkeit, in manchen Fällen aber auch einer zusätzlichen Schallempfindungsschwerhörigkeit.

Da sich die Otosklerose an der Grenze von Mittelohr zu Innenohr abspielt, erklärt es sich, daß anfangs eine Schalleitungsschwerhörigkeit im Vordergrund steht, zu der sich im späteren Stadium der Erkrankung noch eine Schallempfindungskomponente gesellen kann. Der Verknöcherungsvorgang (Abb. 31) behindert die Schwingungsfähigkeit der Steigbügelfußplatte und führt somit zur Beeinträchtigung der Schalleitung. Die eigentliche Ursache für diese Verknöcherungsvorgänge ist bis jetzt nicht bekannt. Interessant ist, daß alle anderen am Hörvorgang

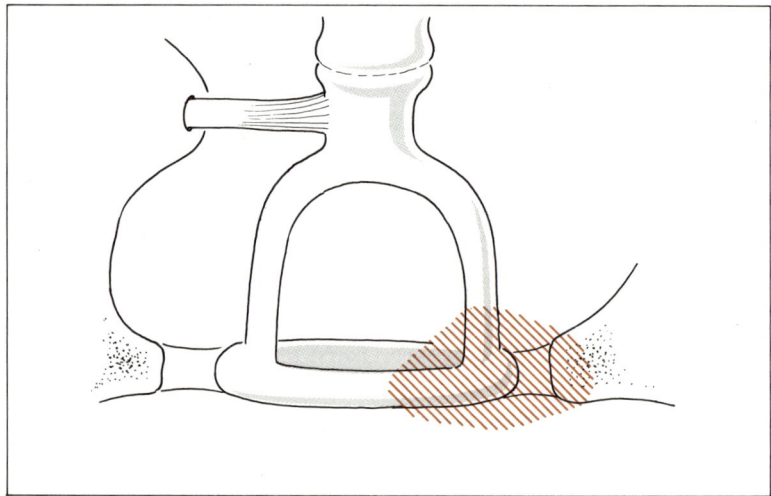

Abb. 31   Verknöcherungsherde bei Otosklerose an der Steigbügelfußplatte, die im ovalen
Fenster liegt.

beteiligten Strukturen, vor allem im Bereich des Mittelohres, reizlos und normal sind.

Ein Zusammenhang mit einer Gefäßverkalkung (Arteriosklerose) besteht nicht.

Die Schwerhörigkeit, häufig beidseitig auftretend, ist das führende Krankheitszeichen und führt den Patienten zum Arzt. Der HNO-Arzt findet bei der Spiegelung der Trommelfelle einen Normalbefund. Die Hörprüfmethoden ergeben meist eine Schalleitungsschwerhörigkeit, manchmal auch eine kombinierte Schalleitungs-Schallempfindungs-Schwerhörigkeit. Eine solche Befundkonstellation ist bereits höchst verdächtig auf das Vorliegen einer Otosklerose.

Da der Steigbügel im Verlauf der Krankheit förmlich eingemauert wird, läßt er sich nicht mehr bewegen, auch nicht durch Zusammenziehen des Steigbügelmuskels. Der dadurch aufgehobene Steigbügelmuskelreflex (s. S. 45) ist ein weiteres Hinweiszeichen auf das Vorliegen einer Otosklerose. Bewiesen werden kann aber die Otosklerose erst durch eine Operation, bei der die Steigbügelbeweglichkeit geprüft werden kann. Es gibt nämlich Mißbildungen, die gleiche Untersuchungsbefunde aufweisen.

Die Otosklerose tritt meist beidseitig, bei Frauen etwa doppelt so häufig wie bei Männern auf. Man hat beobachtet, daß sich bei Frauen während der Schwangerschaft eine Otosklerose verschlechtert. Daraus leiten sich Überlegungen über die eigentlichen Ursachen der Otosklerose ab, die mit hormonalen Faktoren verbunden sein können. In jedem Fall kann man aufgrund dieser Erkenntnis fordern, daß bei bekannter Otosklerose Schwangerschaftshormone, wie sie die Pille enthält, nicht verabreicht werden dürfen.

Die einzige aussichtsreiche Behandlung der Otosklerose ist eine Operation (vgl. Kapitel ›Gehörverbessernde Operationen‹, S. 110). Das Prinzip der Operation besteht darin, die Behinderung der Schalleitung aufzuheben und durch Ersatzmaterialien eine bewegliche Überbrückung zwischen Amboß und ovalem Fenster wieder herzustellen, die dann eine annähernd normale Schalleitung zuläßt. Die operative Behandlung der Otosklerose zählt zu den Triumphen der gehörverbessernden Operationen. Dies ist sicherlich dadurch bedingt, daß außer der mikroskopisch kleinen Verknöcherung im Bereich des ovalen Fensters keine anderen krankhaften Veränderungen im Mittel- und Innenohr vorliegen.

Vielerorts wird im Anschluß an eine Otskleroseoperation eine medikamentöse Behandlung mit Fluor angeschlossen, die ein Wiederauftreten der otosklerotischen Veränderungen verhüten soll.

Geschwülste des Mittelohres

Geschwülste des Mittelohres, die im allgemeinen gutartig sind, zählen zu den extrem selten vorkommenden Krankheitsbildern.

Da Geschwülste im Mittelohr nur sehr selten anzutreffen sind, soll hier nur der wichtigste Tumor erwähnt werden: der Glomustumor.

Es handelt sich um eine sehr gefäßreiche Geschwulst, die aus Teilen der Gefäßwand hervorgeht, aber gar nicht im Mittelohr selbst entsteht. Sie kommt vielmehr von der Gefäßwand der in der Nachbarschaft liegenden großen Kopfschlagader und wächst in das Mittelohr hinein. Der Tumor macht sich durch eine Mittelohrschwerhörigkeit, Druckgefühl im Ohr und ein pulsierendes Ohrgeräusch bemerkbar.

Bei der Spiegelung des Trommelfelles wird der gefäßreiche Tumor als bläuliche Verfärbung bereits am Trommelfell sichtbar. Weitere Hinweise ergeben sich aus dem Tonschwellenaudiogramm, besser aber noch aus der Tympanometriekurve (s. S. 42), die Schwankungen aufweist, die dem Herzschlag entsprechen. Durch die Angabe des Patienten alarmiert, daß ein rhythmisches Ohrgeräusch vorhanden ist, wird der HNO-Arzt mit einem Stethoskop den Bereich um das Ohr herum abhorchen, wie es der Arzt sonst bei der Untersuchung der Lunge und des Herzens durchführt. In den meisten Fällen hört er dann ein rhythmisches »Maschinengeräusch«. Der endgültige Beweis für das Vorliegen dieser gefäßreichen Geschwulst gelingt mit einer Röntgenkontrastdarstellung der Blutgefäße.

Der Nachweis eines Glomustumors macht eine Operation notwendig, die je nach Ausdehnung der Geschwulst mehr oder weniger umfangreich sein wird. Da es sich um einen grundsätzlich gutartigen Tumor handelt, ist die Prognose nach erfolgreich durchgeführter Operation gut.

≡ Innenohrerkrankungen

═ Hörsturz

Unter einem Hörsturz im eigentlichen Sinne versteht man eine einseitige (ganz selten beidseitige), plötzlich wie »aus heiterem Himmel« aufgetretene Schallempfindungsschwerhörigkeit ohne zunächst erkennbare Ursache.

Für einen Patienten wird jede plötzlich aufgetretene Schwerhörigkeit oder sogar Taubheit als »Hörsturz« empfunden. Da sich dahinter manchmal aber nur ein Ohrschmalzpfropf verbirgt, der beim Duschen gequollen ist und zu einem Verschluß des äußeren Gehörganges geführt hat, muß der Hörsturz im engeren Sinne gemäß der Definition genau abgegrenzt werden.

Bei einer akut auftretenden Schwerhörigkeit hat der HNO-Arzt bei der Erstuntersuchung die Aufgabe, mit Hilfe der Hörweitenprüfung und den Stimmgabelversuchen zwischen einer Schalleitungs- und einer Schallempfindungsschwerhörigkeit zu trennen. Das Tonschwellenaudiogramm wird dann quantitativ die Schallempfindungsschwerhörigkeit dokumentieren. Einen zusätzlichen Hinweis auf die Diagnose des Hörsturzes gibt die Angabe über das zeitliche Auftreten der Schwerhörigkeit.

Über die Ursache der plötzlichen Innenohrfunktionsstörung, die bis zu einem kompletten Ausfall reichen kann, besteht heute noch keine endgültige Klarheit. Viele Möglichkeiten werden diskutiert, an deren Schlußpunkt immer ein Sauerstoffmangel steht. Für das Zustandekommen einer solchen Ernährungsstörung können Durchblutungsstörungen im engeren Sinne, Infektionen, Stoffwechselkrankheiten, Klimaeinflüsse, immunologische Erkrankungen oder Risikofaktoren wie Rauchen, Übergewicht und Streß verantwortlich sein.

Auffallend ist, daß es sich bei den Hörsturzpatienten sehr häufig um Menschen handelt, die starken psychischen und physischen Belastungen ausgesetzt sind. Diese Anspannungen wirken sich natürlich auch auf das Gefäßsystem aus und können, ähnlich wie ein Infarkt am Herzen, zu einer plötzlich auftretenden Durchblutungsstörung in den feinen Gefäßen der Schnecke führen. Man spricht deswegen sogar von der Managerkrankheit oder vom Infarkt des Innenohres.

Da also klinisch die eigentliche Ursache eines Hörsturzes nicht sicher zu ermitteln ist, auch aus experimentellen Untersuchungen keine sicheren Befunde bekannt sind, wird die Behandlung verschiedene Gesichtspunkte berücksichtigen müssen.

In jedem Fall wird man den Patienten auf mögliche Zusammenhänge zwischen dem Auftreten seiner Krankheit und der Lebensführung hinweisen. Aus diesem Grund ist auch weiterhin eine stationäre Behandlung mit Bettruhe ein sicheres Mittel, um den Patienten aus seiner Umgebung herauszulösen und ihm Abstand zu seinen Alltagsproblemen zu ermöglichen.

Auch wenn die Durchblutungsstörung als eigentliche Ursache des Hörsturzes nicht endgültig gesichert ist, ist es sinnvoll, in der Hörsturzbehandlung durchblutungsfördernde Medikamente einzusetzen. Dies geschieht unter der Vorstellung, daß die Versorgung der Innenohrorgane nicht ausreichend ist, daß sie durch Antransport von Nährstoffen über das Blutsystem eher ihre normale Funktion aufnehmen können. Beim Versuch, die Innenohrdurchblutung zu verbessern, werden verschiedene Methoden eingesetzt. Dazu gehören beispielsweise Infusionen mit Trental®, die Gabe von Tebonin forte® so wie auch Stellatum-Blockaden.

Da vermutet wird, daß auch immunologische Faktoren an der Auslösung des Hörsturzes beteiligt sind, wird mancherorts eine Kortisonbehandlung zusätzlich durchgeführt.

Erwähnt werden muß, daß beim Hörsturz Spontanheilungen vorkommen. Diese Erkenntnisse berechtigen aber nun nicht zum völligen Verzicht auf eine Behandlung. Denn bei Beginn der Erkrankung ist es weder für den Patienten noch für den Arzt absehbar, ob im Einzelfall eine Spontanheilung eintreten wird oder nicht. Derzeit wird daher der Hörsturz als Notfall in der HNO-Heilkunde angesehen. Es gilt als Erfahrungswert, daß die Behandlungsergebnisse um so besser sind, je früher ein Behandlungsversuch einsetzt.

Tritt auch unter langfristiger Medikamentengabe kein Behandlungserfolg ein, bietet sich nur noch die Versorgung mit Hörgeräten (vgl. Kapitel ›Hörgeräteversorgung‹, S. 113) an.

Die Prognose des Hörsturzes hängt sehr stark vom Verlauf der Erkrankung ab. Tritt schon in den ersten Tagen nach Krankheitsbeginn eine Besserung der Hörfähigkeit ein, gilt dies als Zeichen dafür, daß es wahrscheinlich zu einer vollständigen Erholung kommen wird. Schlechter sind die Aussichten, wenn der Hörverlust eine Woche lang oder länger unverändert bestehen bleibt. Der Hörsturz tritt meist nur einmalig auf, andererseits neigen einige Patienten, besonders beim Vorliegen von Risikofaktoren wie Rauchen, Streß, Übergewicht und Bluthochdruck, zu Rückfällen.

Akutes Lärmtrauma

Das akute Lärmtrauma stellt ein ähnliches Krankheitsbild wie der Hörsturz dar. Der Unterschied besteht aber darin, daß die Ursache für den plötzlichen Hörverlust, nämlich die akute Lärmeinwirkung, bekannt ist.

Das akute Lärmtrauma tritt bei Patienten auf, die sehr hohen Schallintensitäten bei Explosionen oder Detonationen ausgesetzt waren, beispielsweise Schießübungen bei der Bundeswehr oder im Rahmen ihrer Berufsausübung. Man unterscheidet zwischen einem Knalltrauma (Schallereignisse kürzer als 2 Millisekunden) und einem Explosionstrauma (Schallereignisse länger als 2 Millisekunden). Manchmal kommt es bei heftiger Lärmeinwirkung aufgrund der dabei entstehenden Druckwelle sogar zu Zerreißungen des Trommelfelles. Diese müssen natürlich wie eine Trommelfellperforation behandelt werden (vgl. Kapitel ›Trommelfellverletzungen‹). Als Entstehungsmechanismus für die Innenohrschwerhörigkeit nimmt man an, daß es mechanisch zu einer Schädigung an den Haarzellen kommt.

Die Behandlung des akuten Lärmtraumas entspricht im wesentlichen der des Hörsturzes. Zusätzlich kommt eine Sauerstoffüberdrucktherapie in Frage, wie sie an manchen Bundeswehrkrankenhäusern erfolgreich durchgeführt wird. Dabei wird im Tauchkammerverfahren Sauerstoff, der wichtigste Nährstoff für die feinen Haarzellen, vermehrt im Blut gelöst und so in das Innenohr transportiert.

Für die Prognose ist es wichtig, daß Patienten nach einem akuten Lärmtrauma möglichst nie mehr akuten Lärmeinwirkungen ausgesetzt werden, da offensichtlich eine besondere Empfindlichkeit des Innenohres für hohe Schallintensitäten vorliegt. Nicht selten bleibt sogar ein Ohrgeräusch zurück, das die Patienten noch lange Zeit belästigt.

Die Erfolgszahlen und die Prognose des akuten Lärmtraumas entsprechen grundsätzlich denen des Hörsturzes.

Menière'sche Erkrankung

Im Gegensatz zum Hörsturz, wo allein das Hörorgan betroffen ist, handelt es sich bei der Menière'schen Erkrankung um eine Störung des gesamten Innenohres, bei der die heftigen Drehschwindelbeschwerden, die über Stunden anhalten, im Vordergrund stehen. Ganz typisch ist der Anfallscharakter der Krankheit. Es bleibt aber unklar, in welchen Abständen die Anfälle auftreten können.

Die Schwerhörigkeit wird anfangs gar nicht bemerkt oder fehlt. Erst mit Fortdauer der Erkrankung, die sich ja durch wiederholtes Auftreten auszeichnet, gewinnt die Schwerhörigkeit immer mehr an Bedeutung. Sie erholt sich im Anfangsstadium nämlich noch vollständig, im chronischen Stadium der Krankheit kommt dies immer seltener vor. Die Folge ist eine zunehmende Innenohrschwerhörigkeit bis hin zur Ertaubung. Während sich der Schwindel aufgrund zentraler Ausgleichsvorgänge im Gleichgewichtssystem auch bei chronischer Erkrankung noch zurückbilden kann, treten bei längerer Krankheitsdauer die Hörproblematik und die lästigen Ohrgeräusche schließlich in den Vordergrund.

Da auch für die Menière'sche Erkrankung letztlich die Ursache unbekannt ist, gelten für die Behandlung ähnliche Überlegungen wie für den Hörsturz. Das aktuelle Therapiekonzept entspricht dem des Hörsturzes mit stationärer Behandlung und unterstützender medikamentöser Therapie (vgl. Kapitel ›Hörsturz‹, S. 79). In der akuten Phase ist die Therapie zunächst auf eine Unterdrückung des Schwindelgefühls ausgerichtet. Wiederholen sich die Schwindelanfälle so häufig, daß sie vom Patienten als unerträglich empfunden werden, kommen auch chirurgische Ausschaltungen des Gleichgewichtsapparates in Betracht. Allerdings haben sie keinen Einfluß auf die Schwerhörigkeit oder die Ohrgeräusche. Für das besonders lästige Ohrgeräusch gibt noch nicht einmal die Durchtrennung des Hörnerven eine Garantie für die Beseitigung der Ohrgeräusche.

Unter der Annahme, daß der komplette Ausfall des Gleichgewichtsorgans einer Seite durch zentrale Ausgleichsvorgänge eher zu bewältigen ist als die krankhaften Irritationen, sind 2 Methoden entwickelt worden, die Funktion des erkrankten Gleichgewichtsorgans zum Erliegen zu bringen. In einem Fall wird ein Medikament in das Mittelohr eingebracht, das über die Fenster in das Innenohr dringt und dort gezielt die Gleichgewichtsfühlorgane zerstört. Im anderen Fall wird der Gleichgewichtsnerv in seinem Verlauf durch den inneren Gehörgang aufgesucht und chirurgisch durchtrennt. Leider kann auch mit diesen beiden radikalen Methoden eine vollständige Heilung nicht immer garantiert werden (vgl. HAMANN/SCHWAB »Schwindel«, TRIAS 1989). Sichere vorbeugende Maßnahmen für die Menière'sche Erkrankung sind bis jetzt nicht bekannt. Hörgeräte dürfen nur, wenn überhaupt, mit größter Vorsicht zum Einsatz kommen, da wegen des schwankenden Krankheitsverlaufes auch die Stärke der Schwerhörigkeit wechselt, das Hörgerät also ständig nachgeregelt werden müßte.

Lärmschwerhörigkeit (chronisches Lärmtrauma)

Unter dem Begriff »Lärmschwerhörigkeit« wird eine Innenohrschwerhörigkeit verstanden, die durch langfristige Einwirkung von hohen Schallstärken auf das Gehör verursacht wird. Aufgrund des Zeitverlaufes läßt sich das chronische Lärmtrauma vom akuten im allgemeinen leicht abgrenzen.

Tab. 5   Intensitäten alltäglicher Schallereignisse in dB

Schallquelle	Schalldruck (dB)
Sehr ruhiger Garten	20 dB
Mittlere Wohngeräusche	40 dB
Normale Umgangssprache (1 m)	60 dB
Klavierspiel in der Wohnung	70 dB
Lautes Rufen	80 dB
Preßluftbohrer (5 m)	90 dB
Flugzeugdüse	125 dB

Vor der Darstellung der Schäden durch chronische Lärmwir-
kung auf das Hörorgan soll auf die Auswirkungen auf andere Funktionen des Organismus eingegangen werden.

In einer Zeit, in der Motorfahrzeuge, Züge, Flugzeuge, Maschi-
nen und Musikinstrumente für lang anhaltende Schallbelastungen sor-
gen, die nicht einmal nachts völlig auszuschalten sind, gewinnen Allge-
meinreaktionen des Organismus auf Lärm zunehmend an Bedeutung.
An führender Stelle stehen Schlafstörungen. Bereits bei Schallpegeln ab
55 dB (A) kommt es zu einer Verminderung des Tiefschlafes (Tab. 5). Die
Gesamtbeeinträchtigung des Schlafes durch Lärm hängt aber entscheidend vom Informationsgehalt der Schalleindrücke ab. Während der
nächtliche, durch den Straßenverkehr hervorgerufene Lärm einer belebten Straße den Schlaf nach einer Gewöhnungszeit nur wenig stört, kann
hektische Musik, aber auch das Schreien eines Kindes den Schlaf durch
geringe Schallpegel unterbrechen. Neben den Schlafstörungen sind Störungen der Konzentration in Erholungsphasen und während der Frei-
zeit durch dauernd einwirkenden Lärm zu bedenken.

Andere Auswirkungen haben langandauernde Lärmbelastungen auch auf das Herz-Kreislaufsystem. So kann es zu Steigerungen des
Blutdrucks und der Schlagrate des Herzens mit langfristigen, schädigenden Folgen kommen.

Als Ursachen für den Hörschaden durch Dauerlärm werden
zum einen eine mechanische Zerstörung von Innenohrhaarzellen und/

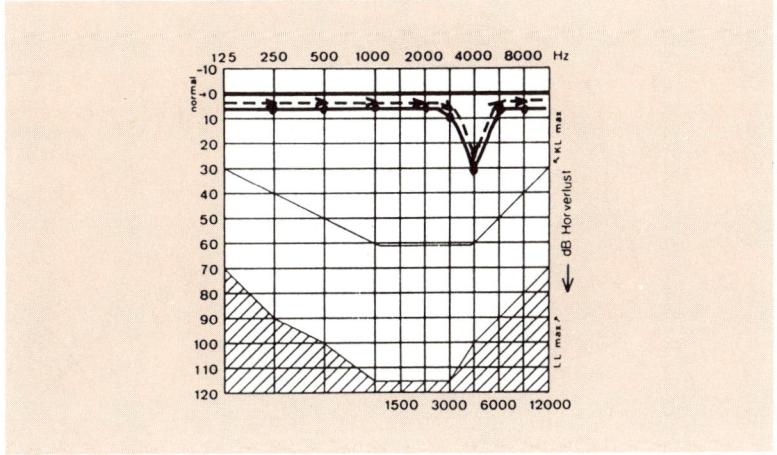

Abb. 32   Typisches Audiogramm einer Lärmschwerhörigkeit

oder eine Störung der Feindurchblutung im Innenohr angesehen. Tatsächlich sind Zerstörungen von Haarzellen an bestimmten Orten der Schnecke nach chronischer Beschallung mit Lärm nachweisbar. Dies führt dann auch zu dem mehr oder weniger typischen Bild der Lärmschwerhörigkeit im Tonschwellenaudiogramm. In charakteristischer Weise zeigt nämlich schon die beginnende Lärmschwerhörigkeit eine Senke des Hörvermögens bei 4000 Hz (Abb. 32). Mit Zunahme der Zeitdauer nimmt diese Senke ebenfalls zu und weitet sich zu den höheren und niedrigeren Frequenzen aus. Zu einer vollständigen Taubheit kommt es nach den bisherigen Erfahrungen allerdings niemals. Leider ist die Lärmschwerhörigkeit fast immer von Ohrgeräuschen begleitet.

Wegen der unzureichenden Therapiemöglichkeiten der Lärmschwerhörigkeit liegt daher die entscheidende Maßnahme in der Vorbeugung.

Die Lärmschwerhörigkeit stellt sozialpolitisch ein besonders wichtiges Problem dar, da sie zu den häufigsten Berufskrankheiten zählt, in manchen Jahren war sie die häufigste überhaupt. Da man aber durch Gehörgangswatte, Gehörgangsstöpsel oder Ohrkappen (vgl. Abb. 33) die Intensität des an das Ohr dringenden Schalls mindern

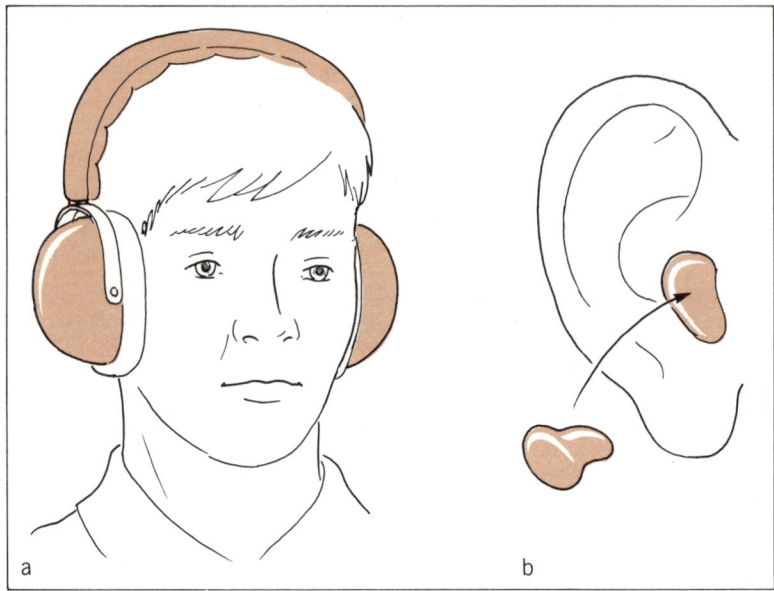

Abb. 33   Beispiele für Gehörschutz: Ohrkappen (a), Gehörgangsstöpsel (b)

kann, werden diese Vorbeugemaßnahmen in sogenannten Lärmbetrie-
ben heute pflichtgemäß eingesetzt. Es gilt nämlich als erwiesen, daß die
Gefahr der Gehörschädigung um so stärker ist, je höher die Lärminten-
sität ist. Wenn es also gelingt, die Schallintensität zu reduzieren, am
besten unter das Niveau von 85 dB (A), kann das Auftreten der Lärmschwerhörigkeit erheblich reduziert werden. Wegen dieser Erfahrungen
kann nicht oft genug darauf hingewiesen werden, daß der zur Verfügung
gestellte Gehörschutz auch benutzt werden muß!

Wegen des häufigen Auftretens durch berufliche Belastungen
besitzt die Lärmschwerhörigkeit auch eine große Bedeutung für die
Begutachtung. Von gutachterlicher Seite muß durch die Hörprüfmethoden zunächst der Nachweis eines Innenohrhaarzellschadens geführt
werden, dann muß ermittelt werden, ob die in der Arbeitsplatz-Lärm-
analyse niedergelegten Lärmpegel und die Dauer der Lärmeinwirkung
ausreichen, den festgestellten Hörschaden verursacht zu haben. Die
Minderung der Erwerbsfähigkeit (MdE) wird nach Bestimmung des

Sprachverständnisses mit Hilfe von Bewertungstabellen, die mit den Berufsgenossenschaften vereinbart sind, festgelegt.

Die für den berufsbedingten Lärm geltenden Aussagen treffen natürlich für Lärmbelastungen im privaten Bereich im gleichen Maße zu. Besonders gefährdet sind Besucher von Diskotheken und Liebhaber eines Walkman. Es ist betrüblich, daß bereits bei jungen Menschen lärmbedingte Hörschäden festzustellen sind, die auf unnötige Lärmbelastungen wie beispielsweise durch einen falsch eingestellten Kopfhörer an einem Walkman zurückzuführen sind.

»Altersschwerhörigkeit«

Mit dem Begriff der sogenannten Altersschwerhörigkeit wurden früher alle Schwerhörigkeiten zusammengefaßt, die im höheren Lebensalter (etwa ab dem 60. Lebensjahr) auftraten und sonst keine Ursache erkennen ließen. Dieser Begriff ist aufgrund moderner Überlegungen und Analysen sehr ins Wanken geraten.

Zunächst einmal fiel auf, daß es eine *typische* Tonschwellenkurve für die Altersschwerhörigkeit nicht gibt. Es ist zwar eine Lebenserfahrung, daß im Alter hohe Töne (z. B. das Zirpen einer Grille) nicht mehr gehört werden, was sich im Tonschwellenaudiogramm als Schrägverlauf der Hörkurve auch messen läßt. Dieser Typ ist zwar am häufigsten zu finden, andererseits kommen aber auch andere Verläufe im höheren Lebensalter vor. Die Hochtonverlustkurve läßt sich natürlich leicht mit dem Haarzellschwund in den unteren Anteilen der Schnecke in Verbindung bringen. Unter der Vorstellung, daß der Läufer in einem mehrstöckigen Mietshaus in den unteren Stockwerken stärker abgenutzt ist als in den höheren, meinte man, daß auch die unteren Anteile der Schnecke im Laufe eines Lebens mehr benutzt werden als die spitzennahen Teile und daß sie dadurch am ehesten zugrunde gehen (s. S. 20, 34).

Von diesen im Alter an der Schnecke ablaufenden Vorgängen läßt sich aber der in den zentralen Anteilen der Hörbahn, nämlich im

Gehirn, stattfindende Altersprozeß nur schwer abgrenzen. So finden sich im höheren Lebensalter zahlreiche Störungen zentraler Leistungen, die man als Einschränkungen des »Verstehens« zusammenfassen kann.

Die Vielfalt unterschiedlicher Tonschwellenbilder im höheren Lebensalter und die Problematik der Mehrfachursachen haben dazu geführt, den Begriff der Altersschwerhörigkeit nur noch mit Vorsicht anzuwenden. Er läßt sich nun einmal nicht so klar definieren wie beispielsweise die Alterssichtigkeit.

Hinzu kommt, daß sich nicht zwischen altersabhängigen Veränderungen im Hörsystem selbst und lebenslangen Belastungen von Seiten des Stoffwechsels, der Schallbelastung (Lärm), altersbedingten Gefäßveränderungen und latent vorhandenen Krankheiten trennen läßt.

Diese modernen Auffassungen haben dazu geführt, daß die Schwerhörigkeit im höheren Lebensalter nicht einfach schicksalhaft hingenommen werden sollte, sondern daß nach beeinflußbaren Ursachen gefahndet werden muß. Auch wenn eine echte Heilung nicht zu erreichen ist, kann oft einem weiteren Fortschreiten entgegengetreten werden. Liegen weitere Zeichen einer Hirnleistungsstörung vor, so ist der Einsatz hirnleistungsfördernder Substanzen wie Ginkgo biloba-Extrakt (Tebonin forte®), Piracetam (Nootrop®) oder ähnlicher Substanzen gestattet. Vorsicht ist geboten bei dämpfenden Medikamenten, die die geistige Aufnahmefähigkeit für Schallreize, also auch für das Verstehen von Sprache erheblich einschränken.

Als sinnvolle Behandlung der Schwerhörigkeit im höheren Lebensalter besteht die Möglichkeit der Hörgeräte-Versorgung. Voraussetzung ist, daß der Schwerhörige eine apparative Versorgung akzeptiert und auch in der Lage ist, ein Hörgerät zu bedienen.

Das Alter eines Patienten darf nicht dazu verführen, eine Schwerhörigkeit als »altersbedingt« hinzunehmen, sondern erfordert wie beim jungen Menschen eine sorgfältige Diagnostik, vor allem auch mit dem Ziel, mögliche Risikofaktoren auszuschalten. Therapeutischer

Nihilismus ist nicht angezeigt, da nicht selten mit Medikamenten dem Fortschreiten der Schwerhörigkeit entgegengetreten werden kann, zum anderen gerade in diesen Fällen die Hörgeräte-Versorgung große Erfolge aufweist.

Erbliche und angeborene Innenohrschwerhörigkeiten

Manche Innenohrschwerhörigkeiten sind genetisch (durch Vererbung) festgelegt und werden bei entsprechendem Erbgang an die Nachkommen weitergegeben. Daneben gibt es Innenohrschwerhörigkeiten, die durch Vorgänge während der Schwangerschaft hervorgerufen werden und gleichfalls angeboren sind.

Erst seit einigen Jahren gelingt es mehr und mehr, an das Erbgut gebundenen Störungen im Organismus aufzuspüren. In vielen Fällen zählen dazu eine Innenohrschwerhörigkeit oder sogar eine Gehörlosigkeit. Auch wenn eine Behandlung der Ursache nicht in Frage kommt, ist es von weitreichender Bedeutung, Kinder mit einer bekannten erblichen Belastung rechtzeitig und gezielt zu untersuchen, zum anderen aber auch die Eltern auf mögliche, zu erwartende Störungen bei ihren Kindern hinzuweisen. Vielleicht können genetisch vorbelastete Eltern durch eine gründliche Aufklärung vor unglücklichen Erfahrungen bewahrt werden, indem sie ihren Kinderwunsch zurückstellen.

Ähnliches gilt für andere Formen angeborener, während der Schwangerschaft erworbener Innenohrschwerhörigkeiten, die letztlich nur durch Hörgeräte behandelt werden können. Viel wichtiger ist es, mögliche Risiken auszuschließen.

Zu den bekanntesten Risiken zählt wohl die Rötelninfektion während der Schwangerschaft. Die im Rahmen eines Infektes von der Mutter aufgenommenen Viren übertragen sich auf den Embryo und setzen dort typische Schäden, zu denen auch eine Innenohrschwerhörigkeit oder Innenohrtaubheit zählen. Da dieser Zusammenhang seit Jahren bekannt und gesichert ist, lassen sich diese Gefahren frühzeitig durch Impfungen junger Mädchen mit lebenslanger Wirkung ausschalten.

Ein anderes, mit dem Geburtsvorgang selbst verbundenes Risiko stellt die Blutgruppenunverträglichkeit zwischen beiden Eltern dar. Kurz nach der Entbindung kommt es zu einem Zerfall der roten Blutkörperchen mit der Folge eines Anstiegs des Leberfarbstoffes Bilirubin. Dies wiederum führt zu einer Ablagerung in bestimmten Hirnkernen mit dem Ergebnis einer zentralen Hörstörung. Glücklicherweise kann diese Gefahr schon vor der Geburt erkannt und kontrolliert werden, so daß bei dem Kind dann eine zentrale Schwerhörigkeit neben anderen Komplikationen vermieden werden kann.

Diese wenigen Beispiele mögen zeigen, daß durch rechtzeitige Vorbeugung häufig vorkommende Risiken einer vererbten oder angeborenen Innenohrstörung ausgeschaltet werden können.

Innenohrschwerhörigkeiten durch Infektionen

Bei den infektiös ausgelösten Innenohrschwerhörigkeiten kommt heutzutage eigentlich nur den Viren eine wesentliche Bedeutung zu. So ist es bekannt, daß Röteln, Masern, Mumps und Zoster zu Innenohrschwerhörigkeiten führen können, allerdings nur in Einzelfällen. Es ist jedoch nicht so, daß jede Infektion, die ja vorwiegend bei Kindern auftreten kann, zwangsläufig eine Schwerhörigkeit nach sich zieht. Dennoch sollten diese Überlegungen bei der Impfprophylaxe berücksichtigt werden, da ja eine ursächliche Behandlung der Virusinfektion unmöglich ist.

Der Verlauf der viralbedingten Innenohrschwerhörigkeiten ist sehr unterschiedlich. Bei Mumps kann es zur einseitigen Taubheit kommen, in den anderen Fällen verbleiben noch Hörreste. Hervorzuheben ist, daß sich in jüngster Zeit auch Fälle häufen, bei denen Grippeviren komplette Innenohrausfälle hervorgerufen haben.

Letztlich ist immer noch unklar, wie durch ein Virus die Innenohrschwerhörigkeit zustande kommt. Entweder greifen die Viren die Sinneszellen selbst an, oder führen über eine Verquellung der kleinsten

Blutgefäße zu einer Durchblutungsstörung und damit zu einer Funktionseinbuße der Sinneszellen.

Prognostisch sind die durch Viren verursachten Innenohrschwerhörigkeiten als ungünstig einzustufen. Nur in Ausnahmefällen kommt es zur Erholung, häufig bleibt die Schwerhörigkeit bestehen. Als Behandlung sind durchblutungsfördernde Maßnahmen (vgl. Hörsturz) gerechtfertigt, als Dauerbehandlung kommt nur die Hörgeräte-Versorgung in Frage.

Innenohrschwerhörigkeit durch Fremdstoffe

Von vielen Fremdstoffen, unter denen sich auch sehr wirksame Medikamente finden, ist bekannt, daß sie zu Schädigungen an den Sinneszellen des Innenohres führen. Aus der Vielzahl der Stoffe, für die eine schädigende Wirkung auf das Innenohr vermutet wird oder bewiesen ist, sollen hier nur einige wichtige genannt werden.

Es mutet schon fast als eine Ironie an, daß Wirkstoffe, die zur Bekämpfung von Mittelohrentzündungen und anderen Infektionskrankheiten mit großem Erfolg eingesetzt werden, gerade am Innenohr schädigende Nebenwirkungen auslösen. Die meisten gegenwärtig verwandten Ohrentropfen enthalten einen Wirkstoff (Neomycin), der die Haarzellen des Innenohres zerstören kann. Glücklicherweise kommt dies extrem selten vor. Dennoch ist immer Vorsicht geboten. Ein einfaches Mittel, um gefährliche Überdosierungen zu vermeiden, besteht darin, die Ohrentropfen nicht einfach in den Gehörgang zu träufeln, sondern über einen kleinen Gazestreifen ins Ohr zu bringen. Für andere ähnliche Stoffe kennt man heute die Dosierungsgrenzen, innerhalb derer eine Gefahr für das Innenohr ausgeschlosen ist.

Auch das weitverbreitete und häufig verwandte Aspirin kann bei sehr hoher Dosierung zu Innenohrschwerhörigkeiten führen, die, zumindest am Anfang noch, umkehrbar sind. Ein weiteres Problem stellen die Medikamente dar, die in der Bekämpfung der Krebskrankheit verwandt werden. Diesen so notwendigen und auch erfolgreichen

Substanzen stehen Beeinträchtigungen der Hör- und Gleichgewichts-
funktion gegenüber. Häufige Kontrollen durch Hörprüfungen können
dazu beitragen, das Risiko einer Schwerhörigkeit zu verringern.

Hier gilt, wie für jede Medikamenteneinnahme, daß sie nicht
unkontrolliert erfolgen sollte, sondern nur unter Berücksichtigung der
Notwendigkeit und in Absprache mit dem behandelnden Arzt.

Verletzungen des Innenohres

**Obwohl das Innenohr im härtesten Knochen des Schä-
dels eingebettet liegt, können schwere Bruchverletzun-
gen oder Hirnerschütterungen auch das Innenohr erreichen.**

Zu Zeiten, als noch keine Gurtanschnallpflicht bestand, waren
Schädelverletzungen als Folge von Autounfällen häufiger als heutzuta-
ge. Dann war oft auch das Ohr in Mitleidenschaft gezogen. Obwohl das
Mittelohr bei Schädelverletzungen häufiger betroffen ist, kommt es

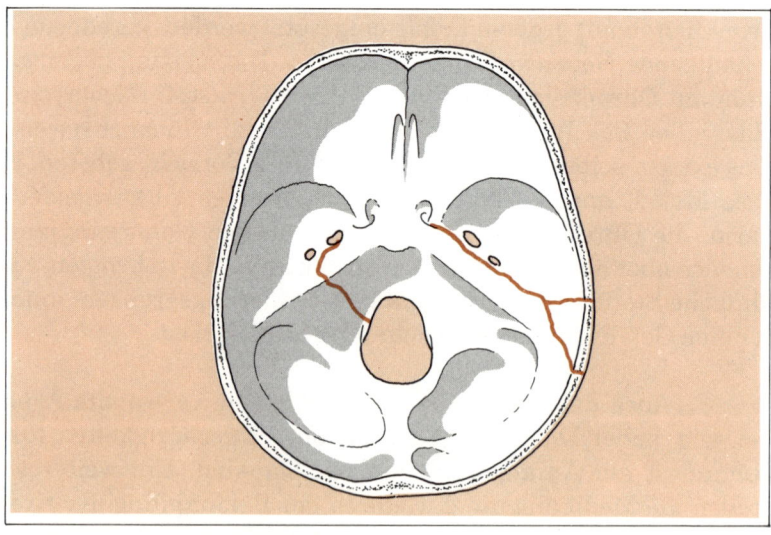

Abb. 34   Schematische Darstellung der seitlichen Schädelbasisbrüche

nicht selten auch zu traumatisch bedingten Innenohrschwerhörigkeiten, die meist mit sehr lästigen Ohrgeräuschen verbunden sind.

Meist handelt es sich bei diesen Schädelbrüchen um sogenannte Querbrüche (Abb. 34).

Ein typisches Hörkurvenbild gibt es für die verletzungsbedingten Innenohrschwerhörigkeit nicht. Zu bedenken ist aber, daß bei einer erheblichen Gewalteinwirkung auf den Schädel natürlich die zentralen Anteile der Hörbahn gleichfalls betroffen sein können. Manchmal wird es sehr schwer, allein aufgrund der Hörprüfmethoden zwischen einer traumatisch bedingten Innenohrschwerhörigkeit und einer zentralen Hörstörung zu trennen.

Die Therapievorschläge berücksichtigen die Überlegungen der Innenohrtherapie beim Hörsturz (vgl. Seite 80). Obwohl deutliche Besserungen des Hörvermögens für verschiedene Behandlungsformen berichtet worden sind, ist es auch hier schwierig, zwischen einer spontanen Erholung und dem Erfolg einer Therapiemaßnahme zu trennen.

An dieser Stelle muß auch ein anderer, wenn auch nicht so häufiger Verletzungsmechanismus erwähnt werden. Es handelt sich um kleine Einrisse an der Membran des runden Fensters. Meist werden sie durch Gewalteinwirkungen (Druckerhöhungen), die als unbedeutend eingestuft werden, hervorgerufen. Dazu zählt das Heben schwerer Gegenstände oder auch nur das Pressen beim Stuhlgang. Durch den Einriß in dem feinen Häutchen, das das runde Fenster bedeckt, kommt es zu einem Verlust von Innenohrflüssigkeit mit einer deutlichen Funktionseinbuße im Sinne einer Innenohrschwerhörigkeit.

Gerade bei plötzlich aufgetretenen Hörstörungen, die als typischer Hörsturz erscheinen, sollte an diese Möglichkeit gedacht werden. Eine frühzeitige Operation ist in der Lage, das Leck zum Innenohr abzudichten und eine Wiederherstellung des Hörvermögens zu erreichen.

━━   Erkrankungen des inneren Gehörganges

Auf der Wegstrecke des Hörnerven vom Innenohr zum Hirnstamm durch den inneren Gehörgang sind zwei Krankheitsbilder wichtig: die seitlichen Schädelbasisbrüche und das sogenannte Acusticusneurinom.

Je nach Art der Schädelbasisbrüche kommt es zu unterschiedlichen Verletzungsfolgen am Gehör. Im Fall eines Längsbruches treten Dehnungen, Quetschungen oder Verquellungen des Hörnerven auf. Sie lassen sich im allgemeinen durch abschwellende Medikamente wieder normalisieren. Im Fall eines Querbruches bedeutet die Zerreißung des Hörnerven eine bleibende Taubheit.

Das sogenannte Acusticusneurinom stellt eine Geschwulst der Nervenscheide des Gleichgewichtsnerven dar, die durch Druck auf den benachbarten Hörnerven zur Ausbildung einer Schwerhörigkeit führt.

Beschwerden von Seiten des Gleichgewichtssystems werden nur selten beklagt, da die langsam fortschreitende Schädigung am Gleichgewichtsnerven durch einen zentralen Ausgleichsmechanismus kompensiert wird. Durch die Größenzunahme der Geschwulst kommt es aber zum Druck auf den Hörnerven. Ob jetzt der Druck durch die Geschwulst auf den Nerven selbst oder ob eine druckbedingte Durchblutungsstörung für das Innenohr zur Schwerhörigkeit führt, ist nicht immer sicher festzustellen. Bedeutsam ist, daß der Patient wegen der einseitigen Schwerhörigkeit den Arzt aufsucht. Ist vom HNO-Arzt die einseitige Schallempfindungsschwerhörigkeit erkannt, ergeben sich aus der daran angeschlossenen Gleichgewichtsprüfung weitere Hinweise auf eine Störung am Gleichgewichtsnerven. In diesen Fällen liefert die Hirnstammaudiometrie (s. S. 49) eine wichtige Zusatzinformation. Beim Vorliegen eines Acusticusneurinoms kommt es nämlich zu einer typischen Verlängerung der Schallinformationsübertragung vom Innenohr zum Hirnstamm. Der Nachweis für das Vorliegen eines Acusticusneurinoms gelingt heute unter Verwendung eines Kontrastmittels mit der Magnetresonanz. Die von ihrem Gewebetyp her an sich gutartige Geschwulst, die auch keine Tochtergeschwülste setzt, wird erst durch ihre Größe zu einer gefährlichen Erkrankung. Sie kann nämlich in den

Hirnstamm hineinwachsen und dort lebenswichtige Zentren schädigen. Um diese lebensbedrohlichen Komplikationen gar nicht erst entstehen zu lassen, muß eine frühzeitige Erkennung angestrebt werden. Dann ist es möglich, durch einen relativ ungefährlichen operativen Eingriff die Geschwulst zu entfernen, bei dem manchmal sogar das Hörvermögen erhalten werden kann.

Zentrale Hörstörungen

Die zentralen Hörstörungen umfassen alle die Schwerhörigkeiten, deren Entstehungsort im Gehirn selbst liegt.

In diesem Zusammenhang zählen wir auch die willentlich oder unwillentlich vorgetäuschten Schwerhörigkeiten zu den zentralen Hörstörungen.

Die zentralen Schwerhörigkeiten sollen an dieser Stelle nur global abgehandelt werden, da eine ausführliche Darstellung die Beschreibung vieler neurologischer Krankheitsbilder notwendig machen würde. Hinzu kommt, daß die Schwerhörigkeit in vielen Fällen nur ein Begleitsymptom ist. Nimmt man einmal alle Schwerhörigkeiten zusammen, so liegt der Anteil der zentralen Schwerhörigkeiten weit unter einem Prozent. Dies erklärt sich daraus, daß im Gehirn Sinnesfunktionen mehrfach repräsentiert und abgesichert sind. Das bedeutet, daß eine umschriebene Hirnschädigung nicht unbedingt eine Auswirkung auf das Hörvermögen haben muß.

Bestehen größere Geschwülste oder auch generalisierte Durchblutungsstörungen, können mehrere Teile der Hörbahn in Mitleidenschaft gezogen werden. Die Folge davon ist eine zentrale Schwerhörigkeit, die sich als Einschränkung des Verstehens oder des Richtungshörens äußern kann. Der Kranke mit einer zentralen Schwerhörigkeit hört akustische Signale, versteht aber ihre Bedeutung nicht. So wird beispielsweise der Signalcharakter einer Autohupe falsch gedeutet.

Die Behandlung richtet sich nach der Grundkrankheit, sie kann medikamentös, logopädisch oder chirurgisch sein.

Die psychisch bedingte Schwerhörigkeit muß auch zu den zentralen Hörstörungen gerechnet werden. Hier täuscht sich sozusagen der Patient selbst. Bei normaler Hörfähigkeit, die sich leicht durch Hörprüfmethoden nachweisen läßt, gelangt jedoch die Schallinformation aufgrund einer seelischen Blockierung nicht in sein Bewußtsein. In solchen Fällen kann eine Psychotherapie Abhilfe schaffen.

Anders verhält es sich mit den vorgetäuschten Schwerhörigkeiten, die natürlich vor allem für den Gutachter eine Rolle spielen. Dabei unterscheidet man die Simulation, unter der man das Vortäuschen einer nicht vorhandenen Schwerhörigkeit versteht, und die Aggravation, bei der ein schwererer Grad der Schwerhörigkeit angegeben wird als tatsächlich vorhanden ist.

Durch besondere Simulations- und Aggravations-Tests, in jüngster Zeit aber besonders durch die objektiven Hörprüfungen, ist es recht leicht möglich, Simulanten und Aggravanten zu erkennen.

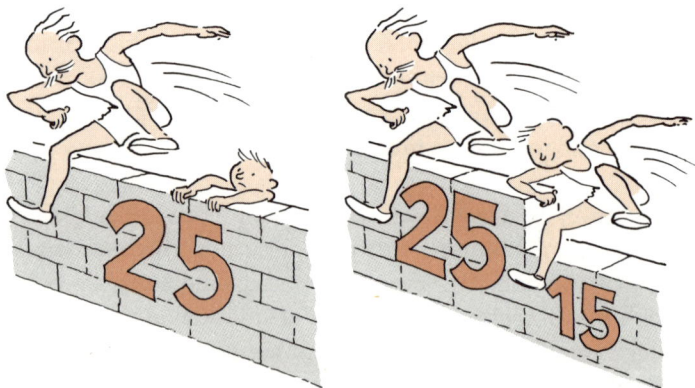

Abb. 35   Einfluß der Hörschwelle auf das Sprachverständnis bei Kindern. Liegt die Hörschwelle bei 25 dB oder schlechter reicht dies für ein Kind nicht aus. Bei einem Hörverlust von 15 dB ist auch einem Kind noch ein ausreichendes Sprachverstehen möglich. (Nach Norhtern u. Downs: Hearing in children. Williams v. Wilkins. Baltimore 84).

☰ Kindliche Hörstörungen

Auch wenn in den vorangegangenen Kapiteln an verschiedenen Stellen schon auf kindliche Schwerhörigkeiten eingegangen worden ist, verdient diese Problematik wegen ihrer besonderen Bedeutung eine gesonderte, zusammenfassende Darstellung.

Voraussetzung für das Erlernen der Sprache, dem wichtigsten Kommunikationsmittel zwischen Menschen, ist ein normales Hörvermögen. Mehr als für den Erwachsenen ist also für das heranwachsende Kind ein gutes Gehör wichtig.

Noch ein anderer Gesichtspunkt weist auf die Eigenheiten der kindlichen Hörentwicklung hin. Während das Mittelohr und auch das Innenohr sowohl anatomisch als auch funktionell zum Zeitpunkt der Geburt schon angelegt sind, ist die Reifung der Nervenbahnen, speziell auch der Hörbahn noch nicht abgeschlossen. Damit es zu einer vollständigen Ausreifung kommt, sind funktionelle Reize, also akustische, unbedingt notwendig. Geschieht dies während eines kritischen Zeitraums in den ersten Lebensmonaten nicht, kommt es auch nicht zu einer vollständigen Entwicklung der Nervenzellen der Hirnrinde. Sie läßt sich später durch keine operativen oder apparativen Maßnahmen mehr erreichen. Schon daraus läßt sich folgern, daß eine frühzeitige Erkennung kindlicher Hörstörungen und eine rechtzeitige Versorgung entscheidend sind für die späteren sprachlichen Kommunikationsmöglichkeiten des Kindes.

Es ist ein Erfahrungswert, daß ein Erwachsener mit einem Hörverlust von 30 dB durchaus noch in der Lage ist, eine normale Verständigung ohne Einschränkungen mit seiner Umwelt aufrecht zu erhalten (»soziales Gehör«). Dieser Wert ist aber für ein Kind, das sich in der Sprachentwicklung befindet, noch zu hoch (Abb. 35). Bei Kindern können länger andauernde Hörbeeinträchtigungen nur bis zu 20 dB toleriert werden. Es muß also angestrebt werden, daß durch medikamentöse, operative oder apparative Maßnahmen ein Hören wenigstens bis zu diesem Hörverlust möglich ist.

Mit der Forderung nach frühzeitiger Erkennung einer kindlichen Schwerhörigkeit wirft sich die Frage auf, mit welchen Hörprüfmethoden verläßliche Meßwerte zu erreichen sind, da ja das Neugeborene oder ein Säugling selbst keine Angaben machen können.

Einfache aber nicht sehr genaue Hinweise erhält man durch die »Reflexaudiometrie«. Das Prinzip besteht darin, unwillkürliche Reaktionen des Säuglings auf Hörreize zu prüfen. Ein bekanntes Beispiel ist der Lidreflex. Bei hohen Schallintensitäten schließt das Kind reflektorisch die Augenlider. Mit ähnlichen Methoden ist es möglich, zumindest auf das Vorhandensein oder Nichtvorhandensein eines Hörvermögens zu schließen.

Die in den letzten Jahren zur klinischen Reife entwickelte Methode der »otoakustischen Emissionen« (vgl. Kap. Hörprüfmethoden) ist gerade bei Säuglingen und Kleinkindern als Siebtest (»Screening«) geeignet. Von diesem Verfahren werden für die Zukunft noch weitere Fortschritte erwartet.

Erst ab dem 6. Lebensmonat ist die Hörbahn so weit ausgereift, daß andere, verläßlichere Verfahren zur Verfügung stehen, die Hörfähigkeit eines Kindes besser einzuschätzen.

So ist nun auch der Stapediusreflex mit handelsüblichen Impedanzmeßgeräten registrierbar. Verwertbare Antworten liefern ab diesem Zeitpunkt die akustisch evozierten Potentiale . Auch wenn sie noch mit einer gewissen Verspätung auftreten, ist schon eine Schwellenbestimmung möglich. Hinzu kommen Hörprüfmethoden, die das Verhalten auf Schallreize berücksichtigen (Verhaltensaudiometrie).

Ab dem 2. Lebenshalbjahr kommen die Ablenkreaktionen hinzu. Zu diesem Zeitpunkt beginnen Kinder, auf Schallreize mit einer Hinwendungsreaktion der Augen und des Kopfes zu reagieren. Durch Einsatz von Musikinstrumenten, deren Lautstärke- und Frequenzbereich eingegrenzt sind, gewinnt man wichtige Informationen über den Typ der Schwerhörigkeit und damit auch über die Möglichkeit der Versorgung.

Mit zunehmendem Lebensalter erreichen die genannten Hörprüfmethoden eine schärfere Aussage, ab dem 3. Lebensjahr kann man sogar schon die Tonschwellenaudiometrie einsetzen, indem man den Kindern für die richtige Beantwortung eines Hörreizes eine kleine Belohnung anbietet. Diese »Spielaudiometrie« erbringt schon gute Näherungswerte für die Tonschwelle.

Bei dem gegenwärtigen Standard der Hörprüfmethoden beim Kind muß gefordert werden, daß eine kindliche Schwerhörigkeit spätestens bis zum 6. Lebensmonat erkannt und auch diagnostiziert worden ist. Auslöser für eine gründliche Diagnostik sind meist die Eltern, die ja am häufigsten mit dem Kind zusammen sind und den Verdacht auf eine Schwerhörigkeit äußern, der Kinderarzt, der im Rahmen der Vorsorgeuntersuchungen auf eine Schwerhörigkeit stößt, oder der HNO-Arzt, der wegen der Hörproblematik aufgesucht wird.

Zu diesem Zeitpunkt, also dem 6. Lebensmonat, sollte eine Behandlung spätestens eingeleitet werden.

Schalleitungsschwerhörigkeiten im Kindesalter sind fast immer auf Mittelohrentzündungen oder Tubenkatarrhe zurückzuführen. Sie lassen sich meist medikamentös ausheilen, nur selten muß einmal ein Schnitt in das Trommelfell oder ein Drainageröhrchen gelegt werden, um eine Belüftung des Mittelohres von außen her zu ermöglichen.

Sehr viel schwieriger stellen sich die Schallempfindungsschwerhörigkeiten im Kindesalter dar, die fast alle auf eine Innenohrerkrankung zurückzuführen sind. Ob erblich bedingt, in der Schwangerschaft oder während des Geburtsablaufes erworben, in allen Fällen besteht keine Möglichkeit, die Ursache der Erkrankung zu behandeln. Daher ist es schon als ein großer Erfolg anzusehen, mit Hilfe von Hörgeräten noch vorhandene Hörreste zu verstärken, um so das Kind an eine Sprachentwicklung heranzuführen.

Selbst beim Verdacht auf eine Taubheit muß eine Hörgeräte-Versorgung durchgeführt werden. Wie im Kapitel »Funktionelle Anatomie« ausgeführt, besteht im Bereich der tiefen Töne ein Übergang zum Vibrationsempfinden. Eben dieser Bereich kann von Hörgeräten ausgenutzt werden und so dem »Hörsystem« nutzbar gemacht werden.

Für die weitere Entwicklung des schwerhörigen Kindes ist die enge Zusammenarbeit zwischen Eltern, HNO-Arzt und Pädagogen (Pädoaudiologische Beratungsstellen) ausschlaggebend. Nur so sind die Erfolge zu erreichen, wie sie immer wieder an Gehörlosenschulen und Hörbehindertenschulen zu beobachten sind.

≡ Hörorgan und Alkohol

Auch wenn das Hörvermögen nach Untersuchungen von Schwab und Ey, gemessen mit der klassischen Hörprüfung und dem Tonschwellenaudiogramm, unter Alkohol keine Einschränkungen aufweist, so sind bei hohen Blutalkoholkonzentrationen dennoch Störungen des »zentralen Hörens« zu erwarten. Der dann einsetzende Müdigkeitseffekt führt dazu, daß akustische Signale nicht richtig erfaßt und interpretiert werden.

An dieser Stelle muß betont werden, daß bei Alkoholwirkungen auf das Innenohr natürlich die Störungen des Gleichgewichtssystems im Vordergrund stehen und auch zu gefährlicheren Konsequenzen führen (vgl. HAMANN/SCHWAB, Schwindel, TRIAS 1989).

≡ Der Schwerhörige als Verkehrsteilnehmer

Die Situation eines Schwerhörigen im Straßenverkehr ist durch 3 Problemkreise gekennzeichnet: Durch die Gefährdung des Schwerhörigen, die von ihm ausgehende Gefahr und durch die schädigenden Einwirkungen des heutigen Straßenverkehrs auf das Hörorgan.

Die schädigenden Einflüsse des Straßenverkehrs fallen zusammen mit dem Problem der chronischen Lärmeinwirkung auf das Hörorgan, wie es auf Seite 84 ausführlich abgehandelt worden ist. Anhaltspunkte für die Lärmbeeinflussung in verschiedenen Situationen gibt die Tabelle 5.

Einen weiteren Gesichtspunkt stellen die durch Verkehrsunfälle entstandenen Verletzungen im Bereich des Hörorgans dar, die in den Kapiteln Verletzungen des Mittelohres, des Innenohres und des inneren Gehörganges abgehandelt worden sind (Seiten 63, 92, 94).

Die andere wichtige Frage besteht darin, inwieweit dem Gehörlosen oder dem Schwerhörigen durch sein Leiden die Teilnahme am Straßenverkehr möglich ist, vor allem ob er zum Führen eines Fahrzeuges berechtigt ist. Dazu läßt sich feststellen, daß die Orientierung und Signalerkennung im Straßenverkehr überwiegend über das optische System erfolgen. Nur selten kommen akustische Signale wie Hupen oder Sirenen zur Anwendung. Bedenkt man weiter, daß bei den meisten Verkehrsmitteln durch Motorgeräusche Schallpegel erzeugt werden, die auch das Hörvermögen eines Gesunden schon einschränken, tritt die Hörbehinderung, relativ gesehen, in den Hintergrund.

Aufgrund dieser Überlegungen bestehen keine Bedenken, einem Schwerhörigen oder Gehörlosen die Fahrerlaubnis für die Klassen 1, 3, 4 und 5 zu gewähren. Anders verhält es sich natürlich beim Führen von Kraftfahrzeugen zur Fahrgastbeförderung (z. B. Omnibus). Voraussetzung dafür ist ein Hörvermögen, das eine Verständigung mit den Fahrgästen gestattet, d. h. eine Hörweite für Umgangssprache von mindestens 5 Metern. Der Einwand, daß beim Schwerhörigen das Richtungsgehör stark beeinträchtigt ist, läßt sich leicht dadurch entkräften, daß auch der Normalhörende unter normalen Fahrbedingungen starke Einschränkungen des Richtungsgehörs aufweist. In den Fällen allerdings, wo zusätzlich zur eigentlichen Fahrtätigkeit auf akustische Signale wie Zurufe auf einer Baustelle reagiert werden muß, sollte die Fahrerlaubnis nicht erteilt werden.

Der Schwerhörige und der Gehörlose können, von Ausnahmen wie der beruflichen Ausübung abgesehen, ohne Einschränkungen am Straßenverkehr teilnehmen und auch Fahrzeuge führen.

≡ Begutachtung von Schwerhörigkeiten

Die chronische Lärmeinwirkung am Arbeitsplatz und die immer noch hohe Zahl von Schädelverletzungen mit Beteiligung des Ohres haben dazu geführt, daß der Begutachtung von Hörstörungen eine große Bedeutung zukommt.

Die Begutachtung von Hörstörungen stützt sich zum einen auf die Feststellung der Art und der Lokalisation der Schwerhörigkeit, zum anderen auf die Festlegung der Beeinträchtigung durch die Schwerhörigkeit. Als Grundlage für die Bewertung wird das Sprachgehör genommen, das grob mit der Hörweitenprüfung (Tabelle 3), genauer mit dem Sprachaudiogramm ermittelt werden kann.

Im allgemeinen wird das Sprachverstehen für Zahlen und Einsilbler (vgl. Kapitel ›Untersuchungsmethoden‹) bei bestimmten Schallintensitäten ermittelt und in eine Tabelle übertragen, aus der sich Prozentsätze für die Minderung der Erwerbsfähigkeit (MdE) errechnen lassen. Abb. 36 gibt eine Tabelle wieder, die sich auf die Hörweitenprüfung stützt. Hervorzuheben ist, daß eine einseitige Taubheit nur eine MdE von 15% erwirkt, also noch nicht zum Erhalt einer Rente berechtigt. Diese Entscheidung mag als Härte empfunden werden, entspricht

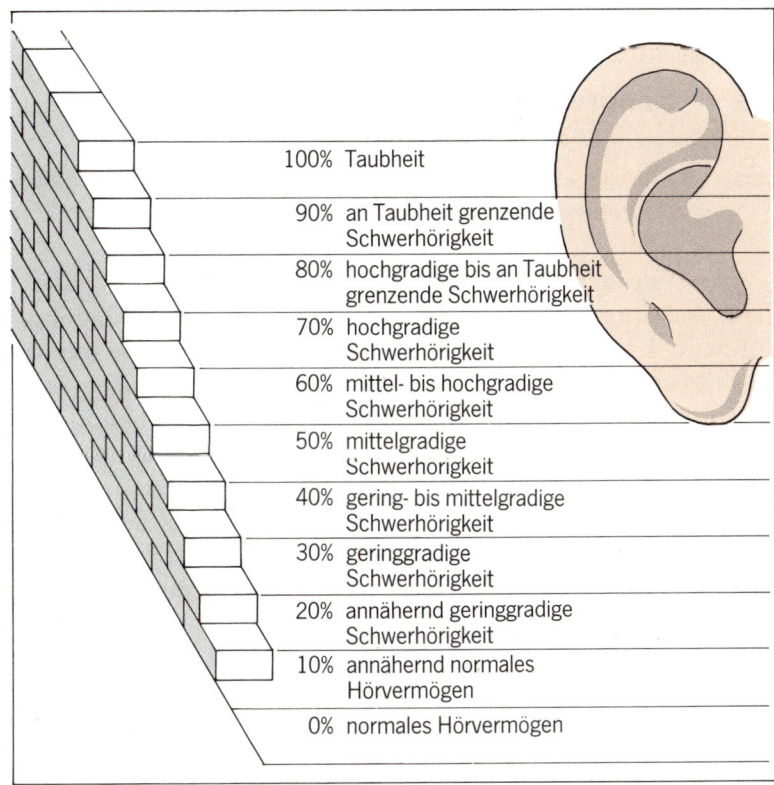

Abb. 36   Grobe Einteilung der Minderung der Erwerbsfähigkeit.

aber der Erfahrung, daß mit *einem* guten Ohr normale Verständigung problemlos möglich ist, nur ganz bestimmte Leistungen wie das Richtungshören und das Sprachunterscheidungsvermögen beeinträchtigt sind.

Die beidseitige Taubheit allerdings bewirkt eine MdE von 70%.

Die Behandlung

≡ Gehörverbessernde Operationen

≡ Chirurgische Behandlung der chronischen Mittelohrentzündung (»Tympanoplastik«)

Wie im Kapitel »Krankheitsbilder« ausgeführt, gibt es verschiedene Ausprägungen der chronischen Mittelohrentzündung, die sich durch die Lage des Trommelfelldefektes unterscheiden und verschiedene Schweregrade annehmen können. So weisen manche Formen einer chronischen Mittelohrentzündung als einziges Zeichen nur eine kleine Perforation auf, andere dagegen schon Zerstörungen an den Gehörknöchelchen. In schweren Fällen hat sich die Entzündung sogar auf die Knochenwände, die das Gehirn, das Innenohr oder den Gesichtsnerven (Nervus facialis) bedecken, ausgebreitet. Je nach Ausmaß der Schädigung kommen bestimmte Operationsverfahren zur Anwendung, deren Grundprinzipien hier dargestellt werden sollen.

Grundsätzlich hat die Behandlung einer chronischen Mittelohrentzündung ein zweifaches Ziel: die Ausheilung des entzündlichen Vorganges und die Beseitigung der durch die Entzündung bedingten Schwerhörigkeit. Diese Operationstechniken werden unter dem Begriff »Tympanoplastiken« zusammengefaßt.

Um Mißverständnissen vorzubeugen, muß darauf hingewiesen werden, daß der Begriff »Tympanoplastik« nicht bedeutet, daß Plastikmaterial als Trommelfellersatz verwandt wird, sondern daß eine plastische Operation am Trommelfell und Mittelohr durchgeführt wird. Dies schließt jedoch nicht aus, daß in Sonderfällen tatsächlich auch Kunststoffe im Mittelohr benutzt werden.

Alle gehörverbessernden Operationen lassen sich beim Erwachsenen in örtlicher Betäubung durchführen. Dieses Verfahren hat einen doppelten Vorteil: das geringere Risiko gegenüber einer Allgemeinbetäubung (Narkose) und die Möglichkeit, sich über den Hörerfolg während und am Ende der Operation durch Befragung zu orientieren.

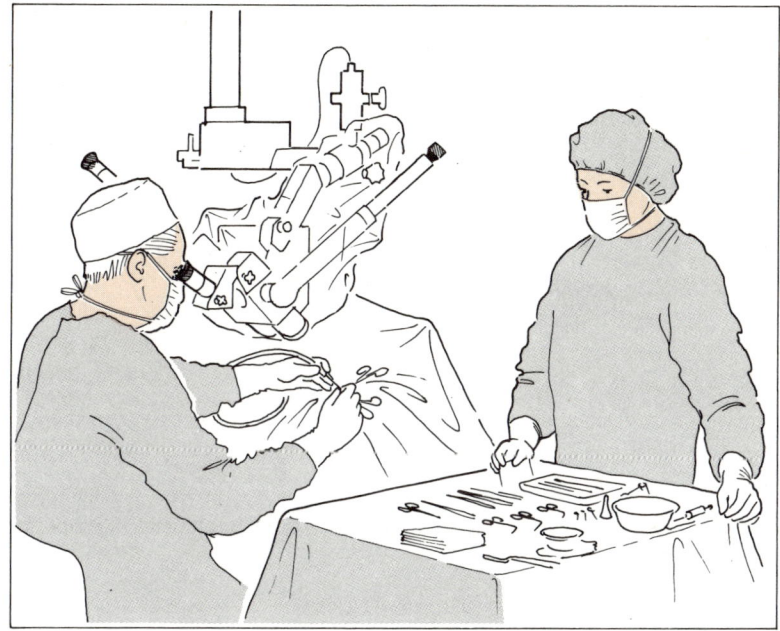

Abb. 37	Operationssituation bei einer gehörverbessernden Operation.

Eine wichtige Voraussetzung für die Entwicklung der gehörverbessernden Operationen war die Erfindung des Operationsmikroskopes. Dadurch ist es möglich geworden, bei 6-facher oder auch stärkerer Vergrößerung präzise Manipulationen vorzunehmen. Die erfolgreiche Tätigkeit in der Mittelohrchirurgie erfordert eine langjährige Ausbildung mit besonderem Schwerpunkt der mikrochirurgischen Operationstechniken (Abb. 37).

Verschluß von Trommelfelldefekten

Da jede chronische Mittelohrentzündung mit einer Defektbildung im Trommelfell einhergeht, stellt der Verschluß des Trommelfelles den zentralen Vorgang bei der Tympanoplastik dar. Die Anforderungen an das Ersatzmaterial bestehen darin, mit dem restlichen Trommelfell gut zu verwachsen und Schwingungseigenschaften aufzuweisen, die

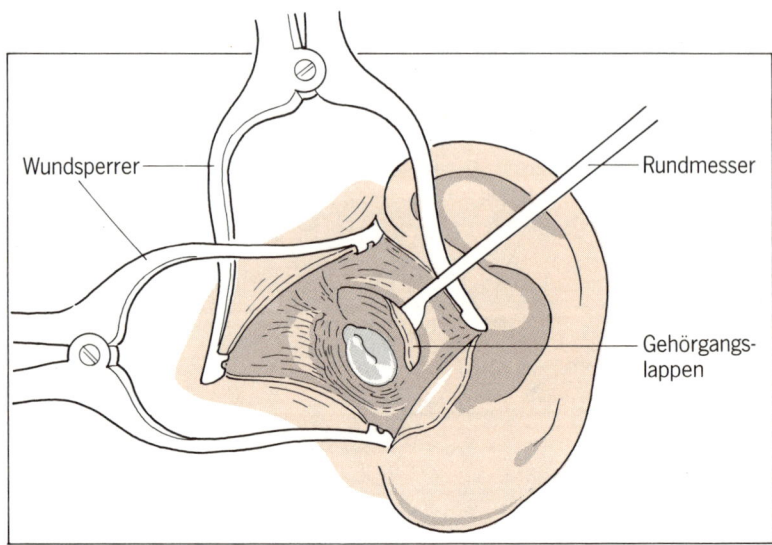

Abb. 38   Bildung des Gehörgang-Trommelfellappens am Beginn einer hörverbessernden Operation.

denen eines natürlichen Trommelfelles möglichst nahe kommen. Nach langen Jahren der Suche hat sich aufgrund klinischer Erfahrungen herauskristallisiert, daß Muskelhäutchen, die von einem dem Ohr benachbarten Muskel entnommen werden können, oder Knorpelhaut, die gleichfalls aus Teilen des äußeren Ohres entnommen werden kann, am besten den genannten Forderungen entsprechen.

Die Operation beginnt mit einem kleinen Erweiterungsschnitt am äußeren Ohr zur besseren Einsicht in den Gehörgang und auf das Trommelfell. Dort muß zunächst am Trommelfell selbst die Voraussetzung zum Verheilen mit dem Ersatzmaterial geschaffen werden, denn nur eine frische Wundfläche kann mit anderem Gewebe verwachsen. Man erreicht dies dadurch, daß der Rand des Defektes vorsichtig durch Umschneiden angefrischt wird. Dies vergrößert zwar den Defekt geringfügig, ermöglicht aber erst das Zusammenwachsen. Der nächste Schritt der Operation besteht im Anlegen eines Gehörgangshaut-Trommelfelllappens, über den die Mittelohrräume eröffnet und später, anatomisch gerecht, wieder verschlossen werden können (Abb. 38). Wenn kein De-

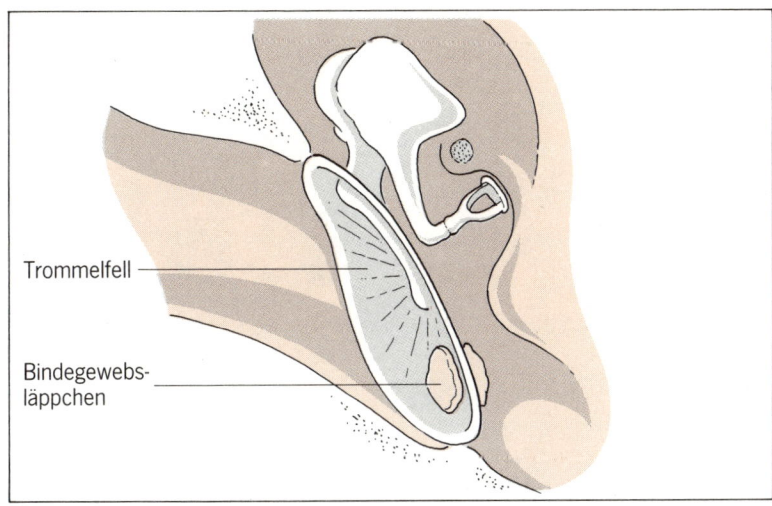

Trommelfell

Bindegewebs-
läppchen

Abb. 39   Schematische Darstellung eines Trommelfellverschlusses.

fekt an den Gehörknöchelchen des Mittelohres vorliegt, kann dann das Transplantat unter den Defekt gelegt werden. Gemäß der Einteilung von H. WULLSTEIN nennt man diese Operationsart eine Tympanoplastik Typ I (Abb. 39).

Die natürlichen Adhäsionskräfte und der Blutbestandteil Fibrin bewirken einen Halt und ein Verkleben des Ersatzmaterials am Trommelfell. Später kommt es zu einem echten Verwachsen durch Bildung bindegewebiger Brücken. Die Anwendung eines aus Blutbestandteilen hergestellten Gewebeklebers (Fibrinklebers) ist nur in Sonderfällen nötig. Zusätzlich wird von außen noch ein kleines Hautläppchen in den ehemaligen Defekt gelegt und schließlich das verschlossene Trommelfell mit kleinen Kunststofflaschen und einer Tamponade abgedeckt.

Es hat sich gezeigt, daß nach 3 Wochen der Heilvorgang soweit abgeschlossen ist, daß die Tamponaden entfernt werden können, um das nunmehr verschlossene Trommelfell wieder freizulegen. Zu diesem Zeitpunkt ist dann auch der Hörerfolg überprüfbar.

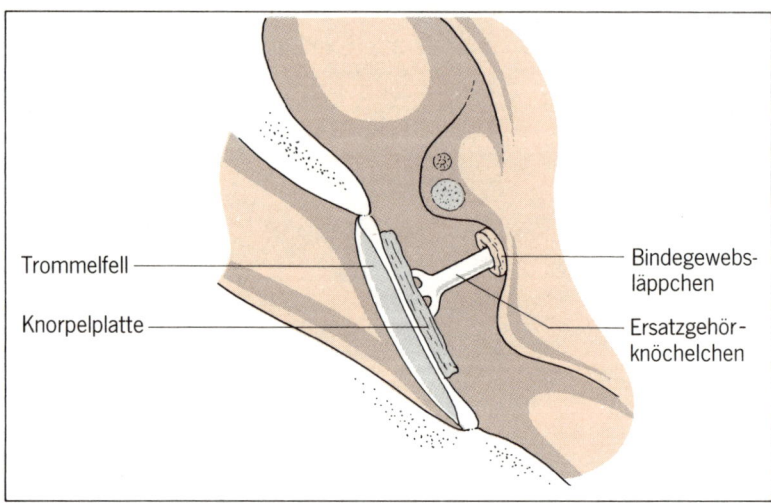

Trommelfell

Knorpelplatte

Bindegewebs-
läppchen

Ersatzgehör-
knöchelchen

Abb. 40   Schematische Darstellung einer hörverbessernden Operation mit Gehörknöchel-
chenersatz im Bereich des ovalen Fensters.

Wiederaufbau der Gehörknöchelchenkette

Ist es durch die chronische Mittelohrentzündung zu einer Zer-
störung von Teilen der Gehörknöchelchenkette gekommen, ist eine
funktionsgerechte Schallübertragung nicht mehr möglich. Daher be-
steht das therapeutische Ziel darin, wieder eine Übertragung des
Schalls vom Trommelfell zum ovalen Fenster zu ermöglichen. Je nach
Ausmaß der Schädigung werden verschiedene Techniken benutzt. Die
Klassifizierung nach H. WULLSTEIN spricht dann von Tympanoplastiken
Typ II–IV.

Das grundsätzliche Problem besteht darin, Defekte im knöchernen Schalleitungsapparat zu überbrücken. Solange der Steigbügel noch
erhalten ist, kann man ihn als Stützfläche benutzen und das neue
Trommelfell direkt auflegen. In manchen Fällen wird man den Steigbügel durch Aufsetzen eines anderen Knochen- oder eines Kunststofftteil-
chens erhöhen, um so eine besser schwingungsfähige Mittelohrhöhle zu
erreichen. Bei größeren Defekten wird man künstliche Gehörknöchelchen einsetzen.

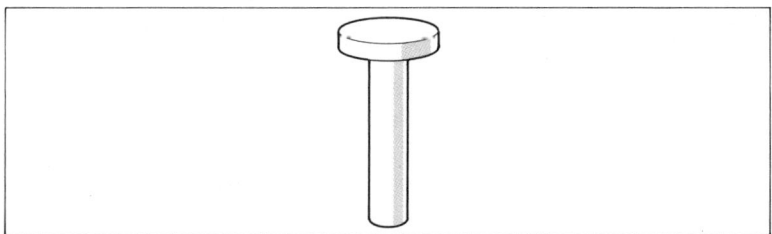

Abb. 41   Ersatz-Gehörknöchelchen

Fehlt auch der Steigbügel, benutzt man als Ersatz menschliche
Gehörknöchelchen oder Kunststoffmaterialien (Abb. 40). Sie lassen sich
mit feinen Bohrern so zurechtschleifen, daß eine anatomisch günstige
Auflage und Befestigungsform resultiert (Abb. 41). In jedem Fall muß an
den Aufbau der Gehörknöchelchenkette der Verschluß des Trommelfells
nach den oben beschriebenen Prinzipien angeschlossen werden.

Operation bei Vorliegen einer Perlgeschwulst (Cholesteatom)

Bei der Abhandlung der Krankheitsbilder ist schon darauf hingewiesen worden, daß die chronische Mittelohrentzündung mit randständigem Defekt im Vergleich zu derjenigen mit mittelständigem Defekt gefährlicher ist. Besonders problematisch ist die operative Behandlung einer chronischen Mittelohrentzündung mit randständigem Defekt. Durch das Loch am Trommelfellrand wächst nämlich Haut aus dem
äußeren Gehörgang in das Mittelohr ein. Dieser an sich entzündliche
Vorgang erscheint wie eine kleine Geschwulst im Mittelohr (»Perlgeschwulst«), die sich immer weiter in das Mittelohr und die anliegenden
Räume hineinfrißt (Abb. 30). Vorrangiges Ziel einer Ohroperation ist die
völlige Beseitigung dieser entzündlich bedingten Geschwulst. Gar nicht
selten ist sie bereits in den Knochen hinter dem Ohr hineingewachsen.
Dann ist der Operateur gezwungen, den kranken Knochen auszubohren.

Dies führt zum Anlegen einer sogenannten Radikalhöhle. Sie
hat den entscheidenden Vorteil, daß der HNO-Arzt, der die Nachbehandlung und die Kontrolluntersuchungen durchführt, den gesamten
Mittelohrbereich und die Knochenhöhle überschauen kann, um so ein

eventuelles Wiederauftreten der Entzündung rechtzeitig zu erkennen. Eine solche Radikalhöhlenoperation schließt nicht aus, daß dennoch eine gehörverbessernde Operation, gleichzeitig oder in zeitlichem Abstand zur Erstoperation, durchgeführt werden kann. Für viele Patienten ist es enttäuschend, daß nicht sofort die Hörverbesserung durchgeführt wird oder im gewünschten Umfang eintritt. Es muß immer wieder betont werden, daß die beste gehörverbessernde Operation langfristig keinen Erfolg bringen kann, wenn die Entzündung diesen kurzfristigen Effekt zunichte macht.

Chirurgische Behandlung der Otosklerose

Die Zielsetzung der Otoskleroseoperation besteht darin, die ungehinderte Schalleitung an dem krankheitsbedingt verhärteten Bezirk im ovalen Fenster wiederherzustellen.

Da der Krankheitsprozeß in einem knöchernen Umbau des ovalen Fensters besteht, ist es Aufgabe des Ohrchirurgen, die verhärteten

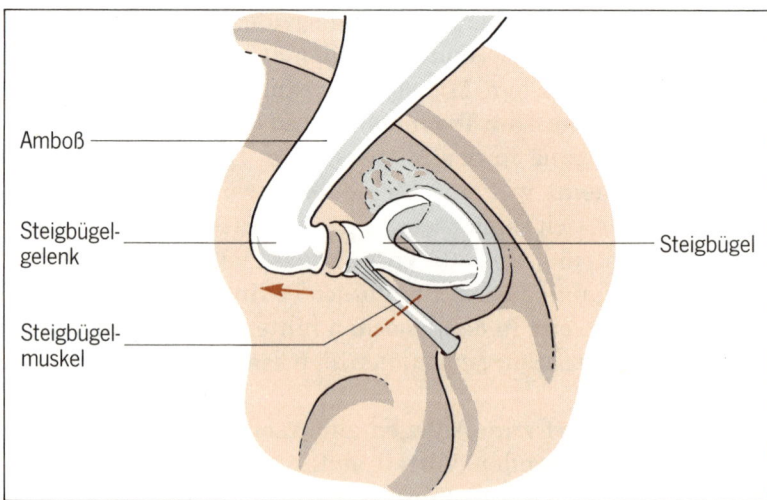

Amboß

Steigbügel-
gelenk

Steigbügel-
muskel

Steigbügel

Abb. 42   Darstellung der Operationssituation bei einer Otoskleroseoperation.

Strukturen durch ein schwingungsfähiges Gewebe zu ersetzen. Über den nun schon bekannten Zugangsweg zum Mittelohr (Abb. 38) werden der Steigbügel und das ovale Fenster aufgesucht. Der Steigbügel wird aus seinem Gelenk mit dem Amboß herausgelöst und nach Durchtrennen der Sehne des Steigbügelmuskels isoliert (Abb. 42). Man kann nun die Steigbügelschenkel herausbrechen und so das ovale Fenster gut darstellen. Dann wird eine mehr oder weniger große Öffnung in die Fußplatte des Steigbügels angelegt. Diese Öffnung wird mit einem Bindegewebsläppchen verschlossen, das über eine Prothese, sei sie aus Stahldraht oder aus Platinteflon (vgl. Abb. 43), Anschluß an den Amboß bekommt. Es resultiert also eine Wiederherstellung der Schalleitungskette im Mittelohr mit einer gut schwingenden Übertragung im ovalen Fenster.

Die Erfolge der geglückten Otoskleroseoperation sind faszinierend, da der Schalleitungsanteil an der otosklerotisch bedingten Schwerhörigkeit völlig »wegoperiert« werden kann. Andererseits verlangt diese Operation reichlich Erfahrung und sehr großes Geschick. Erwähnt werden muß, daß bei Operationen auch durch einen geübten

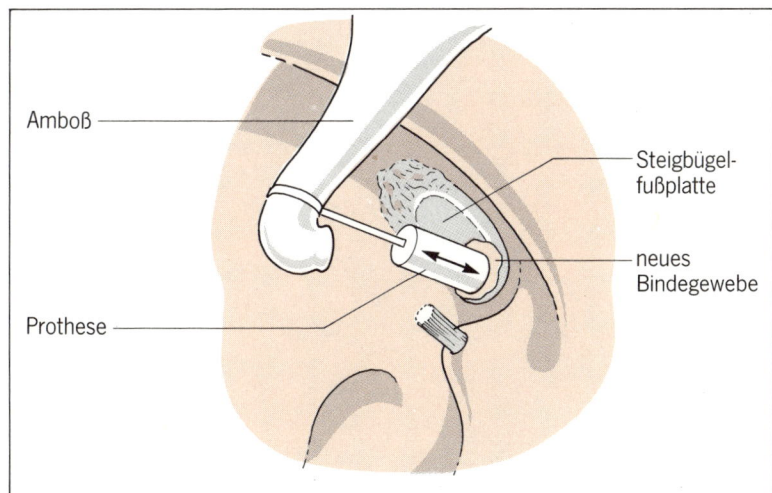

Abb. 43   Einsetzen der Steigbügelprothese, die oben am langen Amboßschenkel befestigt wird und in der Tiefe im ovalen Fenster sitzt.

Ohrchirurgen eine Ertaubungshäufigkeit von knapp 1% besteht. Es ist
eine ärztliche Pflicht, den Otosklerosepatienten auf dieses Risiko hinzuweisen. Da die sehr guten Erfolge jedoch deutlich überwiegen, sollte der
Schwerhörige einer solchen Operation letztlich immer zustimmen.

☰ Hörgeräte-Versorgung

Ein Hörgerät kommt zur Behandlung einer Schwerhörigkeit dann in Frage, wenn eine Hörverbesserung mit einer medikamentösen oder einer operativen Therapie nicht mehr erreicht werden kann.

Das Prinzip eines Hörgerätes besteht in der Verstärkung der Schalleindrücke ähnlich wie bei einem Lautsprecher.

Für bestimmte Schwerhörigkeitstypen, bei denen eine medikamentöse oder operative Behandlung nicht in Frage kommt oder bei denen diese Möglichkeiten bereits ausgeschöpft sind, stellt die Hörgeräte-Versorgung die wichtigste therapeutische Maßnahme dar. Sie hat das Ziel, Schall für das kranke Ohr so zu verstärken, daß er für den Patienten hörbar wird.

In erster Linie kommen zur Hörgeräte-Versorgung Schallempfindungsschwerhörigkeiten, und dabei besonders Innenohrschwerhörigkeiten, in Frage. Voraussetzung ist, daß die Schwerhörigkeit ein bestimmtes Ausmaß erreicht hat. Geringgradige Schwerhörigkeiten, die die Verständigung nur unerheblich oder gar nicht beeinträchtigen, brauchen nicht versorgt zu werden.

Schalleitungsschwerhörigkeiten dagegen werden zunächst grundsätzlich operativ behandelt. Es gibt aber besondere Fälle, in denen ein Patient aus allgemeinmedizinischen Gründen nicht operiert werden kann oder eine Operation ablehnt. Dann sind Hörgeräte das Mittel der Wahl. Seltene Fälle zur Hörgeräte-Versorgung stellen Schalleitungsschwerhörigkeiten dar, die trotz mehrfacher Versuche operativ nicht zufriedenstellend versorgt werden konnten.

Die grundsätzliche Forderung für die optimale Hörgeräte-Versorgung besteht darin, auf beiden Ohren wieder ein möglichst normales Hörvermögen zu erzielen. Dieser Grundsatz gilt auch bei einer *einseitigen* Taubheit oder *einseitigen* Schwerhörigkeit mit normalem Gehör auf der Gegenseite. Man könnte zwar annehmen, daß hier eine Hörgeräte-

Versorgung nicht sinnvoll ist. Bei diesen Patienten ist aber nicht nur das Richtungshören eingeschränkt sondern auch das Heraushören wichtiger Hörinformationen aus einem Störschall (Diskrimination).

Aus diesem Grund wird auch solchen Patienten zum Erreichen eines beidseitigen Hörens immer die Hörgeräte-Versorgung, dann mit einem sogenannten CROS-Gerät (siehe unten), empfohlen.

Einen wichtigen Problemkreis stellt die Versorgung der frühkindlichen beidseitigen Schwerhörigkeit oder Taubheit dar (s. S. 99). Es war schon darauf hingewiesen worden, daß das Hörsystem zur Ausreifung, aber natürlich auch für das Lernen auf akustische Reize angewiesen ist. Deswegen muß gerade beim Kind eine frühe Hörgeräte-Versorgung eingeleitet werden.

Welche Personen kommen für eine Hörgeräte-Versorgung in Frage?

Als Richtwert für die Verordnung eines Hörgerätes gilt, daß ein Schwerhöriger sich nicht mehr aus 4 m Entfernung unterhalten kann. Diese grobe Einschätzung muß natürlich vom HNO-Arzt durch Hörprüfmethoden genauer festgelegt werden. Dazu dient neben der Hörweitenprüfung und dem Tonschwellenaudiogramm vor allem das Sprachaudiogramm, da diese Hörprüfmethode als einzige das Verstehen von Wörtern mißt.

Eine weitere Voraussetzung für eine Hörgeräte-Versorgung ist, daß der Patient über die geistigen und körperlichen Fähigkeiten verfügt, ein Hörgerät zu bedienen. Bei Kleinkindern oder bei Patienten mit Einschränkungen der Intelligenz muß sichergestellt sein, daß Betreuer diese Aufgabe übernehmen.

Schwierig machen manchmal Mißbildungen oder anatomische Varianten des äußeren Ohres die Hörgeräte-Versorgung. In solchen Fällen hängt es sehr viel vom Geschick des Hörgeräte-Akustikers ab, dennoch eine befriedigende Lösung zu erreichen.

Aufgaben eines Hörgeräte-Akustikers

Ist vom HNO-Arzt aufgrund der Hörprüfungen die Notwendigkeit einer Hörgeräte-Versorgung erkannt worden, füllt er die sogenannte Hörgeräte-Verordnung, die einem Rezept für Medikamente entspricht, aus. Er fordert dann den Patienten auf, sich an einen Hörgeräte-
Akustiker eigener Wahl zu wenden, damit dieser die eigentliche Hörgeräte-Anpassung vornimmt.

Neben der Ermittlung bestimmter Kenndaten des Gehörs des
Patienten gehört zu den Aufgaben eines Hörgeräte-Akustikers die Ent-
nahme eines Abdruckes für das Ohrpaßstück und die Auswahl des
Hörgerätes, das für den Patienten am ehesten geeignet erscheint. Diese
Auswahl erfolgt aufgrund von technischen Kenndaten, die mit der Hörkurve des Patienten verglichen werden. Nach diesem Auswahlprozeß
werden mehrere Geräte am Patienten selbst überprüft. Dazu benutzt
man standardisierte Bedingungen, unter denen der Schwerhörige im
Freifeld über Lautsprecher Sprache angeboten bekommt. Um die alltäg-
lichen Gegebenheiten nachzuahmen, werden Hörgeräte auch mit einem
definierten Störrauschen am Patienten geprüft. Eine moderne Methode,
die heute schon bei vielen Hörgeräte-Akustikern vorhanden ist, stellt die
sogenannte »In situ-Messung« dar. Mit diesem Verfahren wird, vereinfacht gesagt, der Schall, der durch die Hörgeräte-Verstärkung auf das
Ohr trifft, möglichst nahe am Trommelfell gemessen (Abb. 44).

So kann man auf objektive Weise am besten feststellen, welche
Schallintensitäten nun tatsächlich durch das Hörgerät den Patienten
erreichen. Die Methode ersetzt natürlich nicht die subjektiven Prüfun-
gen, da nur sie letztlich den Ausschlag geben für die Bestimmung des
endgültig ausgewählten Hörgerätes. Ihren besonderen Wert hat die »In
situ-Messung« bei der Versorgung kindlicher Schwerhörigkeiten, da
hier der subjektive Hörgewinn nur schwer zu beurteilen ist.

Der Patient erhält nach diesem Auswahlverfahren ein Gerät für
einige Tage zur Benutzung in seiner gewohnten Umgebung. Er wird
dann erneut zum Hörgeräte-Akustiker einbestellt, um nach einer Be-
sprechung eine Überprüfung vornehmen zu lassen. Dabei können dann
aufgrund der Trageerfahrungen noch Feinkorrekturen vorgenommen

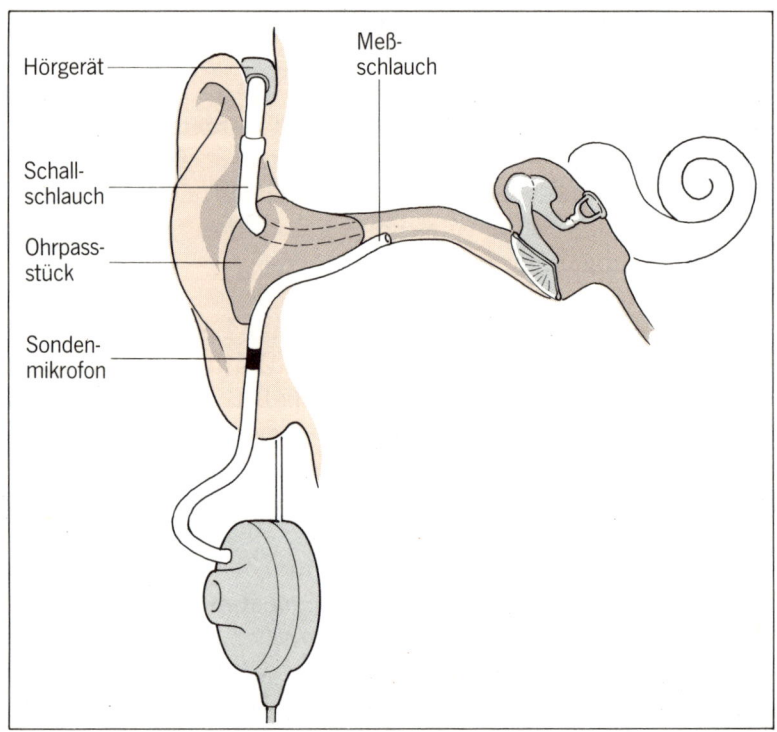

Hörgerät

Meß-
schlauch

Schall-
schlauch

Ohrpass-
stück

Sonden-
mikrofon

Abb. 44   Schematische Darstellung der »In situ-Messung«.

werden. Schließlich wird ein Anpaßbericht erstellt und der Patient damit zum HNO-Arzt geschickt. Dieser muß dann sich selbst vom Erfolg der Hörgeräte-Anpassung überzeugen und dies durch eine erneute Untersuchung bestätigen. Erst dann beginnt das Krankenkassenverfahren zur Erstattung der Kosten.

Die Hörgeräte-Akustiker übernehmen auch die technische Weiterbetreuung der Hörgeräte. Meist bieten sie von sich aus die Möglichkeit zu Nachanpassungen an, mit denen auch Übungen zur Hörgeräte-Handhabung und ein sogenanntes Hörtraining verbunden werden.

Aufbau eines Hörgerätes

Ein Hörgerät besteht im Prinzip aus Mikrofon, Verstärker mit einer Energiequelle und dem Hörer. Dieser allgemeine Bauplan wird für verschiedene Zwecke und Leistungsanforderungen durch unterschiedliche Bauformen der Hörgeräte verwirklicht (Abb. 45).

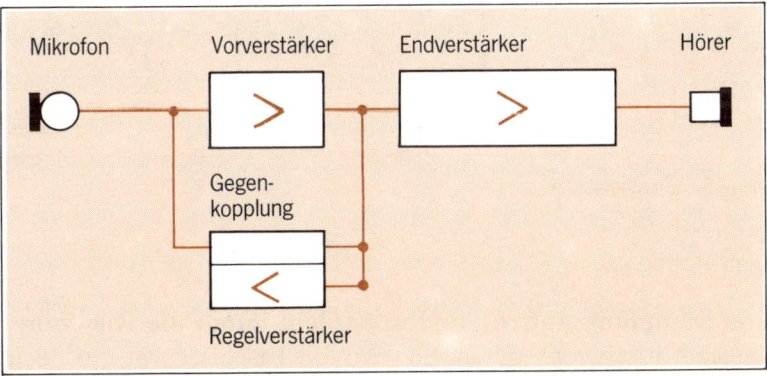

Abb. 45   Grundaufbau eines Hörgerätes.

Die verschiedenen Modelle

Taschengerät (Kastengerät)

Das Taschengerät macht heute nur noch einen äußerst geringen Anteil an der Gesamtzahl der verordneten Hörgeräte aus (vgl. Tabelle 6, Seite 118).

Der Vorteil der Taschengeräte besteht darin, daß sich in ihnen aufgrund ihrer Größe viele technische Möglichkeiten unterbringen lassen (Abb. 46). Dem steht entgegen, daß beim Tragen unter der Kleidung

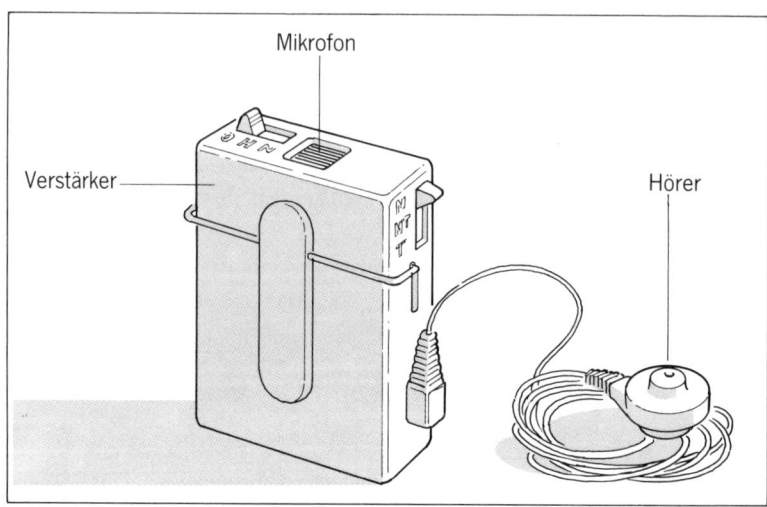

Abb. 46   Taschengerät

eine Dämpfung auftritt und außerdem durch die Kleidung störende Reibegeräusche entstehen. So wird ein Taschengerät nur noch zur vorübergehenden Erstversorgung bei Kindern benutzt oder bei Patienten, die aufgrund einer Behinderung ein anderes Gerät mit ihren Händen nicht bedienen können.

Tab. 6   Verteilung der Hörgeräte-Arten

Hinter dem Ohr-Geräte (HdO)	78,4%
Hörbrillen (CROS)	1,3%
In dem Ohr-Geräte (IdO)	19,5%
Taschengeräte	0,8%

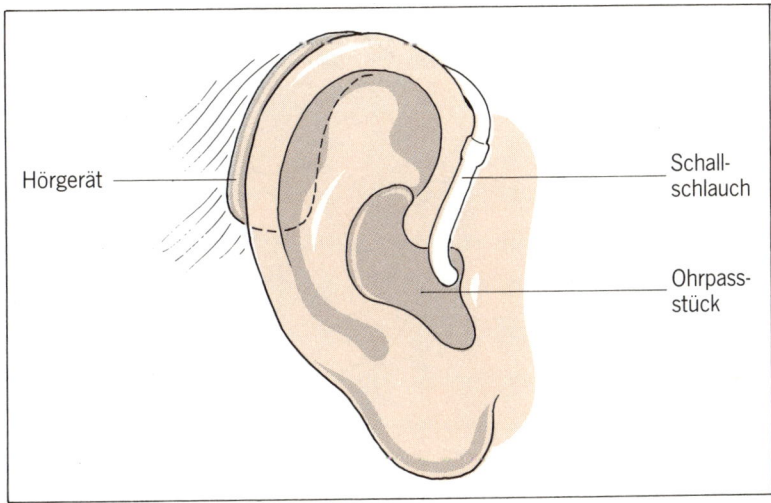

Abb. 47   Hinter dem Ohr-Gerät (HdO-Gerät). Erkenntlich ist der Schallschlauch mit der Zuführung zum Hörgerät, das hinter der Ohrmuschel liegt.

HdO-Geräte (Hinter-dem-Ohr-Geräte)

Das HdO-Gerät muß zum gegenwärtigen Zeitpunkt immer noch als das Hörgerät der 1. Wahl angesehen werden. Es ist leicht, klein und läßt sich gut befestigen (Abb. 47).

Das Mikrofon liegt schon nahe dem natürlichen Aufnahmeort für Schall, es besteht allerdings noch ein gewisser Abstand zwischen Mikrofon und dem Gehörgang. Die HdO-Geräte sind heute so leistungsstark, daß sie grundsätzlich für jede Hörgeräte-Versorgung geeignet sind. Manche Träger von HdO-Geräten beklagen allerdings die kosmetischen Nachteile.

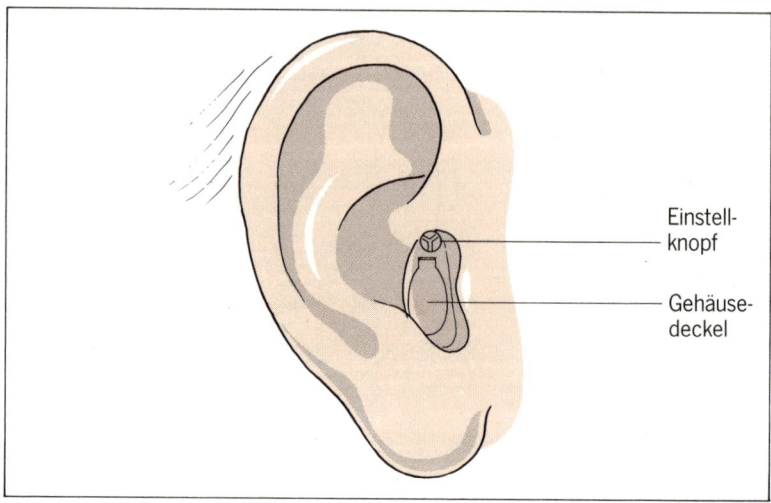

Einstell-
knopf

Gehäuse-
deckel

Abb. 48   In dem Ohr-Gerät (IdO-Gerät)

IdO-Geräte (In-dem-Ohr-Geräte)

Die IdO-Geräte sind soweit verkleinerte Hörhilfen, daß sie im äußeren Gehörgang oder in der Ohrmuschel Platz finden (Abb. 48).

Die sogenannten Modul-Geräte sind mit HdO-Geräten am ehesten vergleichbar, da sie industriell gefertigt werden und sich leicht vom individuellen Ohrpaßstück trennen lassen. Dadurch ist eine Anpassung durch Vergleich mit mehreren Gerätetypen eines Herstellers möglich.

Dies trifft nicht zu für »Custom-made-Geräte«, die komplett, individuell nach den Hörverlustdaten gefertigt werden und dann bei der Anpassung keine Alternative haben, sich dafür aber sehr klein und unauffällig bauen lassen.

Neben kosmetischen Vorteilen ist der Höreindruck bei den IdO-Geräten natürlicher, da das Mikrofon in der Achse des Gehörgangs liegt.

Dadurch wird das Richtungshören und damit auch die Trennschärfe des Hörens verbessert.

Andererseits sind der Verstärkung Grenzen gesetzt, auch im Hinblick auf die akustische Rückkopplungsgefahr, die sich als unangenehmes Pfeifen äußert. Hinzu kommt, daß bei den Custom-made-Ausführungen die Änderung oder Erneuerung des Ohrpaßstücks nur mit großem Aufwand möglich ist.

Trotz ihrer geringen Größe verlangt die Bedienung dieser kleinen Geräte nicht in jedem Fall eine große Geschicklichkeit. Erwähnt werden muß allerdings, daß diese Geräte heute noch teurer sind als HdO-Geräte.

___ *Beidohrige Versorgung mit Hörgeräten*

Der Hörvorgang beim Gesunden erfolgt normalerweise über zwei getrennte Aufnahmeorgane, die auf jeder Seite im Innenohr liegen. So gibt es bestimmte Leistungen, die nur durch das Hören mit beiden Ohren erfüllt werden können. Am wichtigsten ist das Richtungshören, aber auch der Raumklang, das Auflösungsvermögen und das Heraushören wichtiger Schallinformationen aus Störgeräuschen sind an beidohriges Hören gebunden. All dies führt zu einer besseren Sprachverständlichkeit. Daher muß es also das Ziel der Behandlung einer Schwerhörigkeit sein, das Gehör auf *beiden Ohren* auf ein zufriedenstellendes Niveau zu bringen.

Der HNO-Arzt hat die Aufgabe, immer auf Notwendigkeit und Nutzen einer beidohrigen Hörgeräte-Versorgung hinzuweisen. Dennoch kann es in Einzelfällen Abweichungen von dieser Regel geben. Es gibt nämlich Patienten, bei denen eine beidohrige Hörgeräte-Versorgung nicht die zu erwartende Verbesserung gegenüber der einohrigen Versorgung bringt. Andere Patienten lehnen von sich aus eine beidohrige Versorgung ab, weil sie bereits mit der Bedienung eines Hörgerätes Probleme haben. In seltenen Fällen ist es außerordentlich schwierig, beide Hörgeräte zufriedenstellend aufeinander abzustimmen, so daß manche Patienten das zweite Hörgerät deswegen ablehnen.

Noch immer wird diskutiert, zu welchem Zeitpunkt die beidohrige Hörgeräte-Versorgung vorgenommen werden soll. Dabei hat die
Erfahrung gezeigt, daß es Vorteile bringt, möglichst bald beide Ohren zu
versorgen. So kann nämlich vermieden werden, daß die Gewöhnung an
eine einseitige Hörgeräte-Versorgung das zweite Ohr für seine Versorgung unbrauchbar macht. Daher soll der Patient immer wieder darauf
hingewiesen werden, daß normales Hören eben über zwei Ohren erfolgt,
eine einseitige Hörgeräte-Versorgung zwar eine Besserung bringt, aber
auch zu einer starken Ungleichheit des Höreindruckes führt. Dennoch
dürfen sich daraus keine starren Regeln ableiten lassen. Letztlich muß
für den Einzelfall entschieden werden, wobei vor allem die Erwartungs-
haltung des Patienten an sein Gehör zu berücksichtigen ist.

Sonderformen der Hörgeräteversorgung

Wie bereits weiter oben erwähnt (s. S. 114), ist auch bei einer
einseitigen Taubheit eine Hörgeräteversorgung angezeigt. Der Grund
besteht in einem verbesserten Raumklang, einer Annäherung an das
beidohrige Hören mit dem Ziel der Richtungserkennung (Pseudostereo-
fonie) und in einer Anhebung des Sprachverständnisses. Es ist einseh-
bar, daß das ertaubte Ohr selbst für eine Schallverstärkung nicht in
Frage kommt. Dorthin läßt sich aber das Mikrofon plazieren, dessen
aufgenommene Schallinformation über ein kleines Kabel auf das guthö-
rende Ohr übertragen wird. Das Kabel läßt sich entweder in den Haaren
verstecken oder wird in einer Brillenkonstruktion untergebracht (Hör-
brille). Dieses Verfahren bezeichnet man als eine CROS-Versorgung
(CROS =**c**ontralateral **r**outing **of** **s**ignals engl.: gegenseitige Übertragung der Signale).

Besteht auf dem besser hörenden Ohr gleichfalls ein Hörfehler,
so muß auch auf dieser Seite ein Mikrofon untergebracht werden. Man
spricht dann von einer Bi-CROS-Versorgung.

Sondereinrichtungen eines Hörgerätes

Bei Patienten mit einer HdO-Geräteversorgung taucht das Problem auf, daß beim Telefonieren der Schall des Hörers nicht auf das Mikrofon trifft sondern auf die verschlossene Ohrmuschel. Deswegen besteht für HdO-Geräte die Möglichkeit, über eine sogenannte Telefonspule, den vom Telefon übermittelten Schall direkt an das Hörgerät zu leiten. Dies Problem stellt sich nicht für den Träger eines IdO-Gerätes, da dort das Mikrofon an der natürlich vorgegebenen Position liegt.

Eine andere Möglichkeit, bestimmte Schallinformationen aus dem Radio oder dem Fernseher direkt über das Hörgerät zu hören, stellt der sogenannte Audioeingang dar, mit dem dann über ein Kabel ein direkter Anschluß vom Fernsehgerät zum Hörgerät hergestellt wird. Darüberhinaus gibt es die drahtlose Übermittlung des Fernsehtones mit Hilfe von Infrarotübertragung auf das Hörgerät.

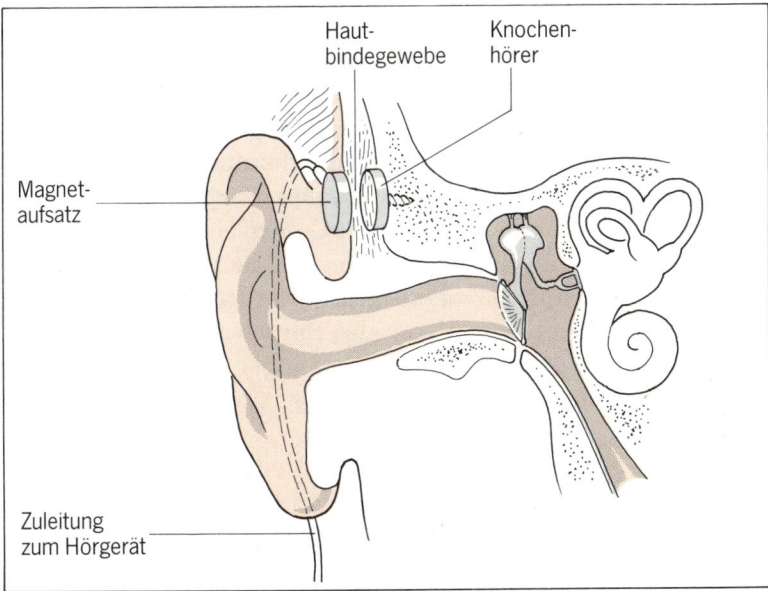

Abb. 49   Implantierbares Hörgerät (Knochenleitungshörer)

Für bestimmte Problemfälle kann ein Richtmikrofon in das Hörgerät eingebaut werden, das die Störschallunterdrückung fördert und damit die Sprachverständlichkeit verbessert.

Bei besonderen anatomischen Unzulänglichkeiten gewinnt ein in den letzten Jahren entwickelter Hörgerätetyp an Bedeutung. Es handelt sich um sogenannte implantierbare Hörgeräte (Abb. 49). Das Prinzip besteht darin, das Hörgerät durch eine kleine Operation fest in den Knochen zu verankern (Knochenleitung!) und dann bei Bedarf das Mikrofon von außen über einen Magneten zu befestigen. Manchmal drängen Hörgeräteträger selbst aus Bequemlichkeitsgründen auf diese Art der Versorgung, die aber nur Sonderfällen vorbehalten bleiben sollte.

Die beste Hörgeräte-Versorgung jedoch versagt, wenn der Patient das Hörgerät nicht trägt. Daher sollte das Anlegen des Hörgerätes so selbstverständlich sein wie das Schuhanziehen (K. SEIFERT).

≡ Neue Perspektiven (Cochleaimplantate)

Moderne Erkenntnisse über die Informationsweiterleitung am Hörnerven in Form von elektrischen Signalen ließen den Gedanken aufkommen, bei völliger Funktionslosigkeit der Schnecke eine direkte elektrische Reizung am Hörnerven durchzuführen. Ziel war es, die beim normalen Hörvorgang ablaufenden elektrischen Vorgänge über diese Elektrode nachzuahmen, um so dem Gehirn eine ähnliche, aber dennoch interpretierbare Information anzubieten. Der Elektrode muß allerdings ein Gerät (Sprachprozessor) vorgeschaltet werden, das die akustischen Signale der Umwelt, vor allem also Sprache, in elektrische Signale so umwandelt, daß die elektrischen Reizungen am Hörnerven für das Gehirn »verständlich« werden.

Die ersten Ansätze für dieses Verfahren stammen aus den frühen siebziger Jahren. Aus diesen Anfängen haben sich in den letzten 15 Jahren Techniken entwickelt, die an großen HNO-Kliniken in ausgewählten Fällen routinemäßig eingesetzt werden können. Da bei dieser Methode eine Elektrode oder ein Elektrodenbündel in die Schnecke

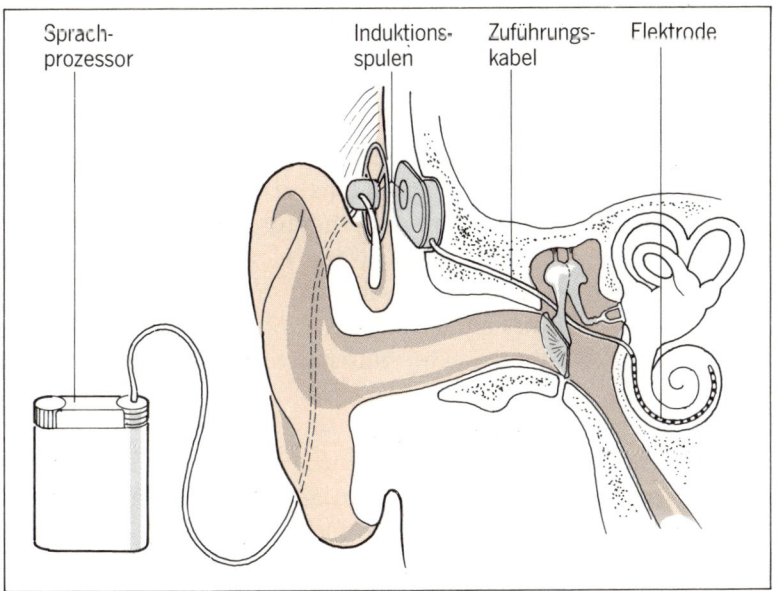

Abb. 50   Chochleaimplantat. Erkenntlich werden der Sprachprozessor links, die Verankerung des Gerätes im Knochen und die Lage der Elektroden in der Schnecke.

(lateinisch: Cochlea) an den Hörnerven eingepflanzt werden, trägt sie den Namen Cochleaimplantat.

Das Hauptproblem für den Ohrchirurgen besteht darin herauszufinden, welche Patienten für diese Versorgung geeignet sind. Beim gegenwärtigen Kenntnisstand sollen es Patienten sein, bei denen eine Gehörlosigkeit vorliegt oder eine so hochgradige Schwerhörigkeit besteht, daß sie mit Hörgeräten nicht mehr versorgt werden kann. Andererseits müssen die Schneckenmündungen anatomisch intakt und die Hörnervenfasern noch funktionstüchtig sein. Es gehört zu den unverzichtbaren Voraussetzungen, dies durch eine einmalige Elektrodenreizung nahe am runden Fenster des Innenohres im Rahmen der Voruntersuchungen zu testen.

Eine weitere Voraussetzung ist, daß der Patient dieser Methode aufgeschlossen gegenüber steht, so daß er aktiv am späteren Lern- und

Trainingsprozeß teilnehmen kann, was eine entsprechende Intelligenz und seelische Haltung gegenüber seiner Krankheit mit einschließt.

Es hat sich inzwischen gezeigt, daß die besten Ergebnisse bei denjenigen Patienten zu erzielen sind, die erst spät, etwa ab dem 30. Lebensjahr, ertaubt sind und deren Operation in einem möglichst kurzen Zeitraum nach der Ertaubung durchgeführt werden konnte. Patienten, die so früh ertaubt sind, daß sie nie eigene Sprache hören konnten, zeigen deutlich schlechtere Ergebnisse. Immerhin ist es aber auch bei ihnen möglich, sie aus einer akustisch völlig leeren Welt herauszuholen und ihnen »Höreindrücke« akustischer Signale zu ermöglichen (Abb. 50).

Umstritten ist die Anwendung der Cochleaimplantate bei Kindern. Man muß nämlich berücksichtigen, daß das Einpflanzen der Elektroden an den Hörnerven allein noch kein Hören im üblichen Sinne möglich macht. Erst eine aufwendige und konsequent durchgeführte Nachbehandlung mit einem Hörtraining führt zu mehr oder weniger zufriedenstellenden Ergebnissen. Da aber gerade dies bei Kindern nur schwer (oder gar nicht) zu erreichen ist, müssen noch weitere Erfahrungen abgewartet werden, um endgültige Empfehlungen aussprechen zu können.

Nach sorgfältigen Voruntersuchungen und kritischer Auswahl der in Frage kommenden Patienten stellt die Ohr-Operation selbst kein besonderes Risiko dar. Es ist zu vergleichen mit dem einer gehörverbessernden Operation bei chronischer Mittelohrentzündung. Zeitlich sehr aufwendig, vor allem in der ersten Phase nach der Operation, ist die Nachbetreuung. Mit Logopäden und Phoniatern muß dem operierten Patienten beigebracht werden, die über Sprachprozessor und Elektrode herangetragene Information richtig zu verwerten.

Weltweit sind heute schon mehr als 2000 Patienten mit einem Cochleaimplantat versorgt worden. Trotz mancher Enttäuschungen ist die Methode inzwischen so ausgereift, daß – bei entsprechender Auswahl der Patienten – auch in Zukunft noch weitere Erfolge für diesen besonderen Patientenkreis zu erwarten sind.

Erklärung medizinischer Begriffe

Akustik(-isch)
Lehre von der Physik und Physiologie hörbarer Schwingungen (zu den hörbaren Schwingungen gehörig)

Acusticusneurinom
Gutartige Geschwulst des Hör-Gleichgewichtsnerven

Antibiotica
Gegen das Leben von schädlichen Klcinstlebewesen (Bakterien) gerichtete Wirkstoffe

Computertomographie
Bildgebende Röntgenverfahren zur Darstellung von Körperschichten mit Hilfe einer Rechneranlage

Diagnose
Krankheitsbezeichnung

Diagnostik
Gesamtheit der Verfahren zur Diagnosefindung

Endolymphe
Flüssigkeit im häutigen Teil des Innenohres

Fistel
Krankhafte oder künstliche Körperöffnung

Frequenz
Häufigkeit, in der Akustik Maß für die Tonhöhe, Einheit Hertz (= 1 Schwingung/Sekunde)

Hirnrinde
»Höchste« Struktur des Zentralnervensystems, Ort bewußten Empfindens

Hormone
Körpereigene Wirkstoffe

Interaktionen
Gegenseitiges Reagieren zwischen zwei oder mehreren Partnern z. B. von Nervenstrukturen

Logopäde
Stimm- und Spracherzieher

Magnetresonanz
Bildgebendes Verfahren, das die elektromagnetischen Eigenschaften von Atomen der Körperstrukturen benutzt

Neurologe
Spezialist für Erkrankungen des Nervensystems

Perilymphe
Flüssigkeiten zwischen dem häutigen und knöchernen Teil des Innenohres

Phoniater
Spezialist für Stimm- und Sprachstörungen

Physiologisch (unphysiologisch)
Den normalen Funktionen des Körpers entsprechend (*nicht* den normalen Funktionen des Körpers entsprechend)

Prognose
Vorhersage über den Verlauf einer Erkrankung

Quantitativ
  Zahlenmäßig

Rachenmandeln
  Lymphgewebe des Nasen-Ra-
  chenraumes

Reflex
  Unwillkürliche Reaktion eines
  Muskels auf einen Reiz

Reflexion
  Zurückwerfung (z. B. von Schallwellen)

Stapediusreflex
  Unwillkürliches Zusammenzie-
  hen des Steigbügelmuskels nach
  Schallreizen hoher Intensität

Symptom
  Krankheitszeichen

Transplantat
  Material zum Ersatz von Körperstrukturen

Trauma
  Verletzung

Trias
  Gemeinsames Auftreten von 3
  Krankheitszeichen

Tumor
  Geschwulst

Vibration
  Materialschwingungen unterhalb
  des hörbaren Bereiches, werden
  von speziellen Fühlorganen erfaßt

Zentralnervensystem
  Gesamtheit der Schaltstrukturen
  des Nervensystems im Gehirn
  und Rückenmark

Sachverzeichnis